Pranav Bhale

Papel do espaço interarcos nas modalidades de tratamento All on 4 e All on 6

Pranav Bhale

Papel do espaço interarcos nas modalidades de tratamento All on 4 e All on 6

ScienciaScripts

Imprint

Cover image: www.ingimage.com

This book is a translation from the original published under ISBN 978-620-7-64123-9.

Publisher:
Sciencia Scripts
is a trademark of
Dodo Books Indian Ocean Ltd. and OmniScriptum S.R.L publishing group

120 High Road, East Finchley, London, N2 9ED, United Kingdom
Str. Armeneasca 28/1, office 1, Chisinau MD-2012, Republic of Moldova, Europe
Printed at: see last page
ISBN: 978-620-7-62912-1

Papel do espaço interarcos nas modalidades de tratamento All on 4 e All on 6

Índice

INTRODUÇÃO

A perda de todos os dentes é um acontecimento que muda a sua vida e que traz desafios funcionais. Existem consequências do edentulismo completo que podem ser categorizadas em relação às estruturas anatómicas, tecidos moles e estética. Os tecidos moles também são afectados pelo edentulismo. A gengiva aderente e queratinizada perde-se à medida que o osso é perdido. A espessura do tecido mole diminui à medida que o indivíduo envelhece. O tamanho da língua aumenta, uma vez que não existem dentes a restringir a língua. A língua é também mais ativa na mastigação. À medida que o indivíduo envelhece, o controlo neuromuscular dos maxilares diminui[4]

O edentulismo também representa um desafio estético. Verifica-se uma redução da altura facial. O queixo gira para a frente, dando-lhe uma falsa aparência prognata. As linhas verticais do lábio e da face são aprofundadas. Há perda de tónus dos músculos da expressão facial. Os lábios ficam mais finos e as bochechas ficam mais encovadas. Há um aumento do comprimento do lábio maxilar, o que faz com que menos dentes apareçam em repouso e durante o sorriso, o que envelhece o sorriso. Por conseguinte, é da maior importância substituir os dentes em falta.

A Organização Mundial de Saúde classifica o doente completamente desdentado como sendo fisicamente incapacitado, deficiente e inválido.[2] O edentulismo, embora não ponha em risco a vida, afecta gravemente a aparência facial, a nutrição e a capacidade de falar e de socializar.[3]

Um número significativo de utilizadores de próteses completas está insatisfeito; com queixas que vão desde próteses inferiores soltas, pontos doridos, incapacidade de comer vários tipos de alimentos. No entanto, os pacientes vêm ao consultório dentário para obter dentes, não implantes; e é necessária uma abordagem protética.[4]

Estão agora disponíveis vários procedimentos cirúrgicos, tais como: enxertos de seio, aumentos horizontais ou verticais para proporcionar os cuidados de restauração fixos que os pacientes desejam.[5,6]

Existem duas opções protéticas básicas para substituir dentes em falta em pacientes completamente desdentados: Próteses completas removíveis suportadas por tecidos e próteses completas fixas/removíveis suportadas por implantes.

O conceito all on four é uma técnica que funciona com base no princípio da utilização de quatro implantes, ou seja, dois implantes anteriores e dois implantes posteriores inclinados colocados a 45 graus. O conceito all on four é um procedimento que nos esclarece sobre a sua utilização em pacientes completamente desdentados e que também deixa para trás a alternativa de tratamento de rotina das próteses convencionais com resultados bem sucedidos a curto e longo prazo e em estudos retrospectivos realizados no passado.

Este conceito tem inúmeras vantagens em relação à técnica convencional de colocação de implantes. Com este advento, a inclinação substituiu o conceito de aumento ósseo e, assim, reduziu o custo das despesas e o consumo de tempo, sendo responsável por uma maior estabilidade da prótese em pacientes edêntulos.

Uma prótese total implanto-suportada tem várias vantagens em relação a uma prótese total implanto-suportada[7] .

A eficiência mastigatória dos pacientes enquanto usam uma prótese completa amovível é reduzida em comparação com a eficiência com um conjunto completo de dentes naturais. No entanto, uma prótese suportada por implantes pode fazer com que a eficiência mastigatória volte ao normal.

A reabsorção óssea contínua, como se verifica com a prótese total amovível, conduz a alterações faciais irreversíveis. Por outro lado, uma prótese suportada por implantes é capaz de estimular o osso e mantém a integridade semelhante à de um dente natural.

Num utilizador de uma prótese total removível, os tecidos moles podem ficar sensíveis devido ao adelgaçamento da mucosa, à diminuição do fluxo salivar e à instabilidade ou falta de retenção da prótese. A prótese implanto-suportada não necessita de apoio dos tecidos moles e, por conseguinte, é mais confortável.

A língua e a musculatura circundante podem ser comprometidas no que diz respeito à limitação do movimento da prótese amovível para que esta permaneça estável; enquanto a prótese suportada por implantes é estável sem comprometer a língua e a musculatura circundante.

Por conseguinte, a prótese implanto-suportada é uma opção de tratamento mais preferida pelos pacientes e pelos dentistas.

Foi demonstrado que duas fixações de implantes independentes para reter sobredentaduras são modalidades de tratamento eficazes para o edentulismo mandibular completo[8-1] 2. A análise do espaço é útil para o planeamento da cirurgia pré-implantar e pós-implantar.

A deteção precoce de problemas de limitação de espaço nas posições previstas para os implantes permite a formulação de um plano de tratamento adequado para intervenção cirúrgica, como a alveoloplastia para criar mais espaço interpessoal. A avaliação das limitações de espaço após a cirurgia de implantes também permite a seleção do encaixe adequado. Podem ocorrer problemas como próteses fracturadas ou com contorno excessivo devido a um planeamento inadequado. Isto pode resultar na necessidade de substituição do encaixe da sobredentadura de implante, na modificação tardia do plano de tratamento ou mesmo na falha da prótese definitiva. A falta de espaço para a restauração é uma das ocorrências mais comuns que pode comprometer uma restauração[13] . Um espaço de restauração inadequado resultará em dois cenários: (a) Complicações de restauração, tais como falha de material que leva à reparação ou substituição dos materiais de revestimento ou fratura completa da estrutura que leva à falha de toda a restauração protética (b) Alteração do plano de tratamento de um tipo de restauração para outro para acomodar os requisitos de espaço.

Os materiais de restauração que podem ser utilizados em implantologia dentária são os seguintes[14]

1. Ligas de metais nobres
1. Ligas de ouro-platina-paládio (Au-Pt-Pd)
ii. Ligas de ouro-paládio-prata (Au-Pd-Ag)
iii. Ligas de ouro-paládio (Au-Pd)
iv. Ligas de paládio-prata (Pd-Ag)
v. Ligas com alto teor de paládio.
2. Ligas de metais de base
i. Ligas de níquel-crómio (Ni-Cr)
ii. Ligas de cobalto-crómio (Co-Cr).
3. Polímeros
i. Resinas acrílicas
ii. Resinas compostas.
4. Cerâmica
i. Porcelana feldspática

ii. Cerâmicas à base de alumina

iii. Cerâmicas à base de zircónio

iv. Cerâmicas de dissilicato de lítio.

Requisitos de um material de restauração de implantes ideal

- Deve ser estável no ambiente oral e não deve sofrer corrosão.
- Deve encaixar passivamente sobre o pilar do implante.
- Deve ser estético.
- Não deve induzir tensões indevidas no implante ou no osso.
- Deve ser biocompatível e não deve induzir qualquer reação alergénica.
- Deve ser fácil de fabricar e manusear.
- Deve ser fácil de manter.
- Deve ter uma boa relação custo-eficácia.

Esta dissertação da biblioteca tem como objetivo fornecer uma orientação relativamente à utilização de várias opções de restauração com implantes, dependendo do espaço interarcos.

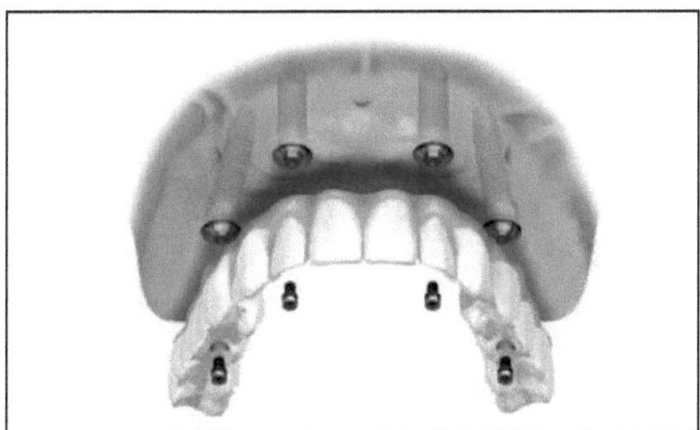

Próteses completas fixas suportadas por implantes

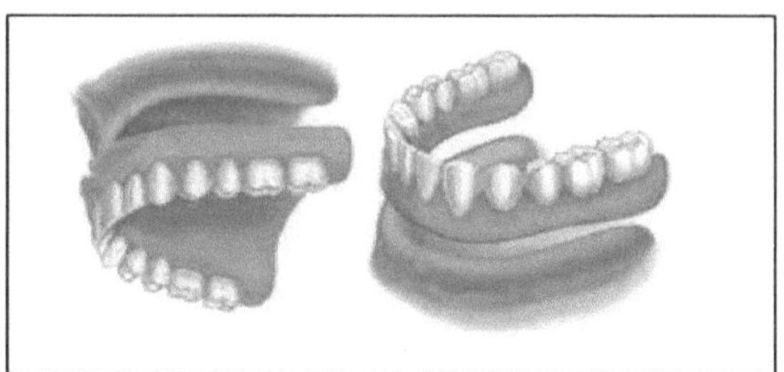

Próteses completas removíveis com suporte de tecido

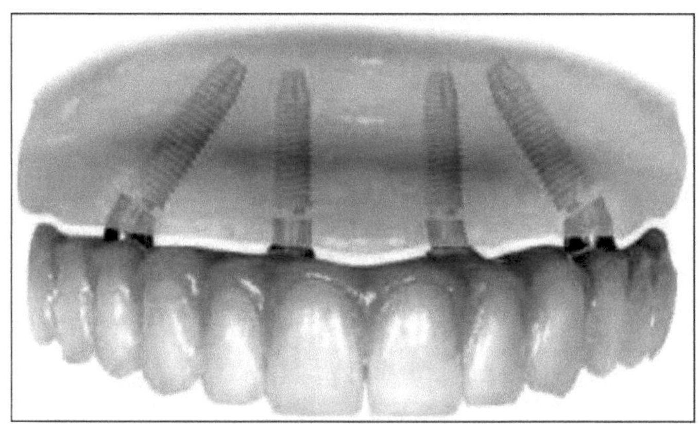

Conceito All on 4

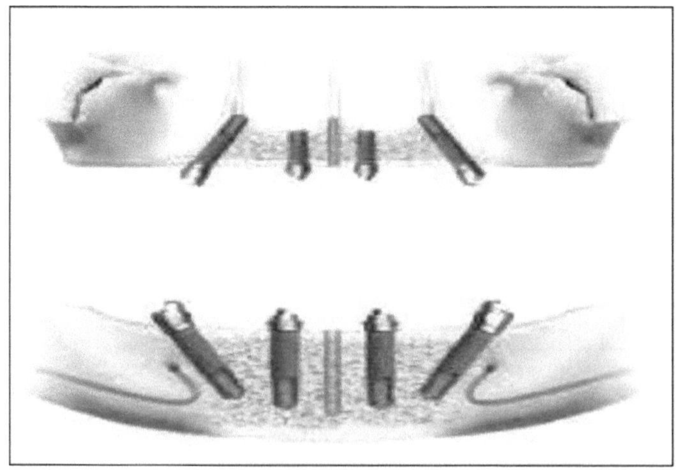

REVISÃO DA LITERATURA

1. J. L Cawood e R. A. Howell. "(1988) classificaram os maxilares edêntulos e concluíram que a forma do processo basalar da mandíbula e da maxila permanece relativamente estável, mas as alterações na forma do processo alveolar são altamente significativas nos eixos vertical e horizontal. Em geral, as alterações da forma do processo alveolar seguem um padrão previsível.[15]

2. G. A. ZAR B &A . SCHMIT T (1995) apresentou opções de tratamento protético com implantes para o paciente edêntulo. Concluíram que a resposta osseointegrada é um processo através do qual a fixação rígida clinicamente assintomática de materiais aloplásticos é alcançada e mantida no osso durante a carga oclusal de diversas magnitudes, durações e frequências. A escolha do tratamento deve ser claramente uma que concilie preocupações funcionais, estéticas e de custo-eficácia, embora uma escolha informada por parte do paciente deva ser a consideração determinante. [16]

3. Nicola U. Zitzmann, Dr. med dent,a e Carlo P. Marinello, Dr. med dent,(1999) apresentaram um plano de tratamento para restaurar a maxila edêntula com restaurações suportadas por implantes: Sobredentadura removível versus desenho de prótese parcial fixa. Concluíram que os implantes podem ser colocados em conformidade com a solução protética selecionada e podem ser evitadas soluções comprometidas. O desenho fixo para prótese sobre implantes só é adequado para pacientes com reabsorção mínima do osso alveolar e uma relação maxilomandibular óptima. A sobredentadura amovível pode ser indicada desde o início e já não está limitada aos pacientes com uma situação comprometida em que as próteses fixas sobre implantes não são viáveis.[17]

4. Nicolas F. AbuJamra, , Minos M. Stavridakis, , e R. Bruce Miller, (2000) publicaram a Avaliação do Espaço Interarcos para Restaurações de Implantes em Pacientes Edêntulos: A Laboratory Technique. Concluíram que os benefícios derivados de um planeamento adequado surgem quando o desenho da prótese é determinado antes da cirurgia. Esta determinação pode ditar o número e a localização dos implantes endósteos a colocar. A técnica descrita fornece um método eficiente e fiável para tais determinações e permite a utilização de próteses duplicadas como modelos cirúrgicos. [18]

5. Nopsaran Chaimattayompol, ,a e Nancy S. Arbree, (2003) publicaram Assessing the space limitation inside a complete denture for implant attachments. Concluíram que o método descreve a utilização de um molde de silicone com um molde de silicone seccionado para avaliar o espaço para os encaixes de próteses sobre implantes. As vantagens deste método são a determinação exacta das limitações de espaço dentro de um contorno fisiológico confinado de uma prótese removível, a relação custo-eficácia e a redução do tempo clínico e laboratorial. Este método permite que os clínicos avaliem as limitações de espaço para ajudar na formulação de um plano de tratamento cirúrgico adequado e para selecionar adequadamente a prótese sobredentadura de implante independente com um resultado protético previsível.[19]

6. Abdullah S. Alsiyabi, ; David A. Felton, ; e Lyndon F. Cooper, deram O Papel da Seleção do Pilar-Anexo na Resolução da Distância Inadequada entre Arcos: Um Relatório Clínico. Concluíram que é evidente que uma análise cuidadosa da relação maxilomandibular das arcadas edêntulas é fundamental para determinar a distância interarcada disponível. A prostodontia com implantes requer uma abordagem de

trabalho em equipa, em que o prostodontista ou o dentista restaurador, através de um diagnóstico e planeamento de tratamento adequados, fornece ao cirurgião de implantes instruções claras relativamente ao número, localização, orientação espacial e profundidade da colocação do implante em relação ao plano oclusal proposto e à posição do dente protético.[20]

7. Carl E. Misch, ,, Charles J. Goodacre, et al (2005) deram Directrizes sobre o espaço entre a altura da coroa e a altura da prótese para a Implantologia - Parte 1. Concluíram que as próteses sobre implantes têm uma taxa mais elevada de complicações mecânicas do que a falha de um implante. Vários factores podem aumentar a carga mecânica de uma restauração de implante, incluindo um CHS aumentado. O CHS actua como um cantilever vertical para qualquer carga angular ou compensada para a restauração. Consequentemente, uma CHS excessiva deve ter protocolos de redução de tensão, incluindo um comprimento de cantilever mais curto, menos cargas de compensação, aumento do número de implantes, aumento do diâmetro dos implantes, aumento da área de superfície para desenhos de implantes, restaurações removíveis versus fixas, que são removidas durante o sono, e implantes com ferulização. Um CHS reduzido também tem consequências mecânicas para a restauração, incluindo uma retenção reduzida dos pilares e um risco acrescido relacionado com a resistência à fratura por flexão da prótese.[21]

8. Swati Ahuja, e David R. Cagna, (2010) estudaram o espaço de restauração disponível para overdentures sobre implantes. Concluíram que o diagnóstico é importante para o sucesso da implantologia dentária. A utilização das técnicas aqui descritas ajudará a um diagnóstico preciso e à colocação cirúrgica de implantes, tendo em mente a

prótese definitiva. Obtém-se um controlo de diagnóstico substancial quando a informação da TCFC é adquirida de forma adequada antes da colocação do implante. O diagnóstico e o planeamento do tratamento com implantes baseados em TCFC permitem uma visualização 3D detalhada do espaço de restauração disponível e da sua relação com as estruturas ósseas disponíveis. Com o apoio do fabrico clínico de um modelo radiográfico que representa com precisão os contornos da prótese planeada, é possível uma colocação previsível do implante e um fabrico preciso da prótese definitiva.[22]

9. Chethan Hegde, Krishna Prasad D, Deepmala S, Rakshith Hegde (2010) deu materiais de restauração de implantes: Uma visão geral. Concluíram que, com a introdução de materiais mais recentes na implantologia dentária, é imperativo adquirir conhecimentos sobre os vários materiais disponíveis e compreender os factores que contribuirão para o sucesso ou insucesso das restaurações. Ponderar as vantagens e desvantagens de vários materiais antes de prosseguir com o tratamento seria inestimável para tomar uma decisão prudente na apresentação da restauração adequada ao doente em termos de saúde, estética e função óptimas.[23]

10. Carl Drago, & Kent Howell, (2011) apresentaram conceitos para a conceção e fabrico de estruturas de implantes metálicos para próteses de implantes híbridas. Analisaram a literatura atual e passada relativa a estruturas implanto-suportadas para restaurações híbridas de arcada completa. Foram discutidos os benefícios, as limitações e as complicações associadas às próteses de implantes fixos, incluindo a relativa imprecisão da fundição/encaixe do implante e a melhoria da precisão observada com o encaixe da estrutura/implante CAD/CAM; as extensões de cantilever que foram

inicialmente concebidas de forma arbitrária versus estruturas concebidas em relação à dispersão do implante A/P; e as propriedades mecânicas associadas às estruturas de implantes, incluindo os designs de feixe em I e L. Foram propostas directrizes para utilização por clínicos e técnicos de laboratório na conceção de estruturas implanto-suportadas. Continua a justificar-se a realização de mais investigação clínica e laboratorial para testar a eficácia das directrizes propostas.[24]

11. Swati Ahuja, e David R. Cagna, (2011) apresentaram Classificação e gestão do espaço de restauração em pacientes edêntulos com sobredentaduras sobre implantes. Apresentaram Um sistema de classificação do espaço de restauração vertical disponível (desde a crista da crista edêntula de tecido mole até ao plano oclusal proposto) é introduzido para arcadas edêntulas a serem restauradas com sobredentaduras sobre implantes. A arcada de Classe I tem um espaço de restauração vertical disponível igual ou superior a 15 mm. Uma arcada com 12 a 14 mm de espaço vertical de restauração disponível é classificada como Classe II. A Classe III representa uma arcada com 9 a 11 mm de espaço disponível, enquanto uma arcada com menos de 9 mm de espaço vertical de restauração é categorizada como Classe IV. É apresentada uma revisão dos procedimentos clínicos concebidos para melhorar a disponibilidade de espaço vertical, incluindo a alveoloplastia, o aumento intencional da dimensão vertical oclusal, o reposicionamento do plano oclusal e a gestão da seleção da fixação da sobredentadura. Os autores salientam a importância de considerar o espaço vertical de restauração e a sua gestão para os pacientes com sobredentaduras de implantes durante o planeamento do tratamento antes da colocação do implante.[25]

12. Dimitrios E.V. Papadimitriou et al (2014) apresentaram a classificação implanto-

protética do maxilar edêntulo para o planeamento do tratamento com reabilitações fixas. Classificaram os maxilares como C1: um arco no qual pode ser planeado um número suficiente de implantes
para permitir uma prótese fixa de primeiro molar a primeiro molar. - C2: uma arcada em que poderia ser planeado um número suficiente de implantes para permitir uma prótese fixa de primeiro molar a primeiro molar, mas com um cantilever unilateral. - C3: uma arcada em que foi possível planear um número suficiente de implantes para permitir uma prótese fixa de arcada curta. Cantilevers utilizados bilateralmente C4: uma arcada em que apenas uma prótese removível podia ser planeada. Na mandíbula, esta prótese poderia ser suportada por implantes, mas não na maxila. [26]

13. Akshay Bhargava, Manoti Sehga , Sharad Gupta, Praful Mehra (2015) apresentaram um sistema de classificação sobre a seleção do número de implantes e o desenho da superestrutura com base no espaço de restauração vertical disponível e na distância interforaminal para sobredentaduras mandibulares suportadas por implantes. Afirmaram que não existe espaço suficiente para colocar uma barra de fixação suportada por cinco implantes para sobredentaduras mandibulares. Isto sugere que não pode ser seguido um plano de tratamento universal devido a factores anatómicos variáveis. Assim, torna-se imperativo dispor de um conjunto de directrizes clínicas baseadas nas normas AVRS e IFD, para a seleção do número de implantes e do tipo de encaixe. O artigo propõe um sistema de classificação simples baseado na AVRS e na IFD para estabelecer directrizes no planeamento do tratamento da mandíbula edêntula, para ajudar na seleção do tamanho, número e posição do implante, juntamente com o desenho protético associado.[27]

14. Laura Lago, , Benito Rilo, , Noelia Fernandez-Formoso, & Luis DaSilva, (2016) deram um Protocolo de Planeamento de Reabilitação com Implantes para o Paciente Edêntulo de acordo com o Espaço da Prótese, Suporte Labial e Linha do Sorriso. O protocolo proposto é útil para avaliar os parâmetros protéticos que influenciam a tomada de decisão quanto ao tipo de restauração mais adequado. Considera três factores com base num diagnóstico terapêutico inicial, que requer apenas modelos montados em articulador e cera de diagnóstico numa placa. É fácil de realizar e não é dispendioso. É claro que esta programação não fornece, em muitos casos, um diagnóstico definitivo sobre o tipo de reabilitação, mas permite um diagnóstico inicial fiável que evita erros graves e uma avaliação do valor estético da prótese definitiva. Deste ponto de vista, os autores consideram-na adequada para a abordagem inicial do paciente. Em todo o caso, outras considerações de estudo podem alterar a proposta[28]

1 5. Saj Jivraj e Sundeep Rawal estudaram as Considerações sobre Materiais para Restaurações Suportadas por Implantes de Arcada Total e concluíram que a seleção de materiais para restaurações suportadas por implantes de arcada total é multifatorial, com uma vasta gama de considerações para o sucesso clínico. O desenho das estruturas, os processos de fabrico utilizados e os parâmetros clínicos são apenas algumas destas considerações e este capítulo tenta fornecer directrizes para ajudar a tomar decisões relevantes para estas próteses. Embora tenham sido indicados alguns parâmetros básicos, é necessário realizar mais estudos para analisar áreas específicas com maior pormenor, de modo a poder tomar decisões mais previsíveis relativamente a estas terapias. [29]

16. Suneetha Rao , Vaibhav Agarwal , Rakshith Guru , P.C. Jacob , Shruti Mishra Sarkar , Tenzin Lamsang(2019) apresentaram o estudo Effect of Vertical Interarch Space,

Implant Abutment Height and Diameter on Stresses in the Bone. Concluíram que as tensões aumentaram com o aumento do espaço interarcos vertical e com a diminuição da altura do pilar. A redução do diâmetro do pilar diminuiu as tensões no osso. A carga oblíqua piorou a distribuição das tensões.[30]

17. Fadi Al Farawati , Pranai Nakaparksin (2019) deu o material ideal para a prótese de implante. Os materiais comuns utilizados nas próteses de implantes dentários são titânio comercialmente puro, ligas de titânio, zircónia, ligas de cobalto-crómio e vários materiais de imersão à base de resina. As vantagens e limitações destes materiais são discutidas. O clínico enfrenta diferentes situações clínicas no consultório dentário, algumas das quais são complicadas e requerem diferentes técnicas ou materiais para alcançar um resultado aceitável. Estes cenários são apresentados com protocolos de tratamento sugeridos.[31]

18. Joseph Carpentieri,; Gary Greenstein,; John Cavallaro,(2019) apresentaram uma hierarquia do espaço de restauração necessário para diferentes tipos de próteses de implantes dentários. Concluíram que A quantidade mínima de espaço vertical necessária para as próteses de implante é a seguinte: fixa aparafusada (nível do implante): 4 a 5 milímetros; fixa aparafusada (nível do pilar): 7,5 mm; fixa cimentada: 7 a 8 mm; sobredentadura não aplanada: 7 mm; sobredentadura com barra: 11 mm; e híbrida fixa aparafusada: 15 mm. Estas dimensões representam a quantidade mínima de espaço de reabilitação vertical que pode acomodar as próteses sobre implantes acima referidas. Os espaços de restauração para cada tipo de prótese são específicos da restauração e devem ser considerados durante o planeamento do tratamento para facilitar a seleção adequada do caso e aumentar a satisfação do paciente.[32]

19. O Dr. Ali Tunkiwala, o Dr. Udatta Kher e Nupur Vaidya apresentaram a classificação de implantes "ABCD" - uma filosofia abrangente para o planeamento do tratamento em arcadas completamente edêntulas. Apresentaram Um planeamento de tratamento exaustivo e preciso, tendo em consideração vários factores, como a idade, a disponibilidade de osso, o espaço entre arcadas para o desenho da prótese, a linha do sorriso, o suporte labial, os desejos do paciente e a economia, é uma necessidade antes da cirurgia de implantes. Muitos dos sistemas de classificação anteriores para o planeamento do tratamento em situações edêntulas tendem a centrar-se apenas num determinado parâmetro, como a estética, o volume ósseo disponível ou são especificamente concebidos para a maxila ou a mandíbula. Os autores propuseram uma classificação ABCD simplificada e universal, que utiliza os quatro parâmetros vitais de idade, volume ósseo, apresentação estética e grau de reabsorção para criar um algoritmo que satisfaça as necessidades de tratamento de cada paciente. Podem ser utilizadas várias permutações dos quatro parâmetros para chegar a uma solução que simplifique as fases seguintes do processo de reabilitação. O objetivo era fornecer uma abordagem científica para compreender as necessidades individuais de um doente com um cuidado

atenção à interação de todos os factores acima referidos na tomada de decisões

processo[33]

REABSORÇÃO DA CRISTA RESIDUAL

O rebordo residual é um termo utilizado para descrever a forma do rebordo alveolar clínico após a cicatrização do osso e dos tecidos moles após as extracções dentárias. É constituído pela mucosa, submucosa e periósteo portadores de prótese e pelo osso alveolar residual subjacente. Após as extracções dentárias, ocorrem invariavelmente alterações anatómicas nos processos alveolares dos maxilares. Quando os dentes estão presentes, as pressões exercidas sobre estas estruturas durante a contração dos músculos mastigatórios são transmitidas sob a forma de tensão ao osso pela membrana periodontal. Este tipo de tensão é aceitável para o osso alveolar e pode mesmo servir de estímulo para a remodelação do osso alveolar. Quando os dentes são extraídos, toda a distribuição de forças é alterada. A carga não é dirigida a todo o osso, mas é aplicada apenas na sua superfície. O osso alveolar só pode tolerar esta compressão até um certo ponto. O efeito a longo prazo das próteses sobre o osso é a atrofia do rebordo alveolar residual ou o que Atwood designa por redução dos rebordos residuais (RRR)[43]

Atwood enfatizou a importância de considerar a redução das cristas residuais como uma doença oral importante que deve ser estudada com o uso de métodos e princípios epidemiológicos. Antes que métodos científicos de comparação possam ser aplicados a esse problema, o uso de termos ambíguos como "alto", "baixo", "plano" ou "pobre" deve dar lugar a descrições mais precisas[44]

A atrofia do osso alveolar é cumulativa e irreversível, uma vez que o osso alveolar não se pode regenerar. Difere de um indivíduo para outro. Também varia em diferentes alturas e locais. Carlsson e Persson" demonstraram, num estudo longitudinal de um ano, que a maior parte da perda óssea ocorre nos primeiros anos após a extração dos dentes.

A compreensão dos factores causais que afectam a RRR seria de grande ajuda tanto na possível prevenção da reabsorção extensa do rebordo alveolar como na conceção de próteses completas que proporcionem um funcionamento adequado do aparelho mastigatório, retardando a reabsorção óssea[45]

Vários factores têm sido mencionados como factores causais que contribuem para a RRR, tais como o sexo, a idade, a duração da desdentação (DE), os hábitos de uso de próteses, o número de próteses usadas por cada paciente, os hábitos de higiene oral, a parafunção oral e a oclusão, a qualidade das próteses, a distribuição das forças oclusais, a carga na área de suporte da prótese, o uso ou abuso de drogas, doenças sistémicas como a osteoporose e o desequilíbrio hormonal [46-49]

Outras causas devem ser estudadas. O fator anatómico não foi investigado em profundidade. Apenas uma breve menção da influência da morfologia facial na atrofia residual do rebordo alveolar é encontrada na literatura." Há muito mais mulheres do que homens afectados por problemas de prótese, e as mulheres tendem a ter, em geral, esqueletos mais pequenos e faces mais curtas do que os homens. Esta caraterística principal é suficiente para sugerir uma investigação sobre o papel desempenhado pela morfologia da face [50]

As consequências do RRR são

- Perda aparente da largura e profundidade do sulco,
- Deslocamento da fixação muscular para mais perto da crista da crista residual,
- Perda da dimensão vertical da oclusão e alterações na relação do rebordo inter-alveolar,

  Redução da altura da face inferior e rotação anterior da mandíbula, aumento da prognatismo relativo

- Alterações morfológicas, tais como cristas residuais pontiagudas, espinhosas e irregulares
- Reabsorção da parede do canal mandibular e exposição do nervo mandibular
- Localização do forame mental perto do topo do rebordo residual mandibular. Este facto coloca sérios problemas ao clínico quanto à forma de fornecer apoio, estabilidade e retenção adequados da prótese.

A RRR já tinha ocorrido. Alguns estudos mostraram uma relação entre a gravidade da RRR e a osteoporose e/ou a DMO[51,52] , enquanto outros sugeriram que a reabsorção óssea dependia mais de factores locais do que de factores gerais como a osteoporose e a baixa DMO[53,54]

As alterações na maxila e na mandíbula durante a RRR são:

- Os dentes maxilares são geralmente direccionados para baixo e para fora, pelo que a redução óssea é geralmente para cima e para dentro.
- Uma vez que a placa cortical externa é mais fina do que a placa cortical interna, a reabsorção do córtex externo tende a ser maior e mais rápida
- À medida que o maxilar se torna mais pequeno em todas as dimensões, a área de

suporte da prótese (assento basal) diminui.

- O osso dos maxilares é reabsorvido principalmente a partir da superfície oclusal e das superfícies vestibular e labial.
- Assim, o rebordo residual maxilar perde altura e a arcada maxilar torna-se mais estreita de lado a lado e mais curta antero-posteriormente.
- Os dentes anteriores da mandíbula inclinam-se geralmente para cima e para a frente em relação ao plano oclusal, enquanto os dentes posteriores são verticais ou inclinam-se ligeiramente para a língua.
- O rebordo mandibular é reabsorvido principalmente a partir da superfície oclusal.
- Como a mandíbula é mais larga no seu bordo inferior do que no rebordo alveolar residual na parte posterior da boca, a reabsorção, de facto, afasta progressivamente os rebordos esquerdo e direito.
- A arcada mandibular parece tornar-se mais larga, enquanto a arcada maxilar se torna mais estreita.
- Assim, a RRR é centrípeta na maxila e centrífuga na mandíbula.
- A retração da secção transversal na região molar é para baixo e para fora. Na região anterior, é primeiro para baixo e para trás, e depois avança.
- A superfície das arcadas pode ser reabsorvida fora do paralelismo, o que pode resultar numa diminuição da estabilidade das próteses.
- A reabsorção severa do rebordo pode também resultar num aumento do espaço inter-arcos.

Foi desenvolvido um método para classificar as atrofias do rebordo alveolar residual de maxilas e mandíbulas edêntulas em homens e mulheres. Foram efectuadas comparações em mulheres e homens entre o grau de atrofia e a morfologia facial vertical.[55]

Lekholm e Zarb deram outra classificação para a atrofia da maxila e da mandíbula. Classificaram o osso de acordo com a sua forma.

Formas:

1. **A:** Rebordo alveolar praticamente intacto.
2. **B:** Reabsorção ligeira do rebordo alveolar.
3. **C:** Reabsorção avançada do rebordo alveolar até à base da arcada dentária.
4. **D:** Reabsorção inicial da base da arcada dentária.
5. **E:** Reabsorção extrema da base da arcada dentária.

Qualidade:

1. **Tipo 1 :** Osso cortical homogéneo.

2Te **yp·2:** Osso cortical espesso com cavidade medular.

3. **Type 3:** Osso cortical fino com osso trabecular denso de boa resistência.

4. **Tipo 4:** Osso cortical muito fino com osso trabecular de baixa densidade e fraca resistência

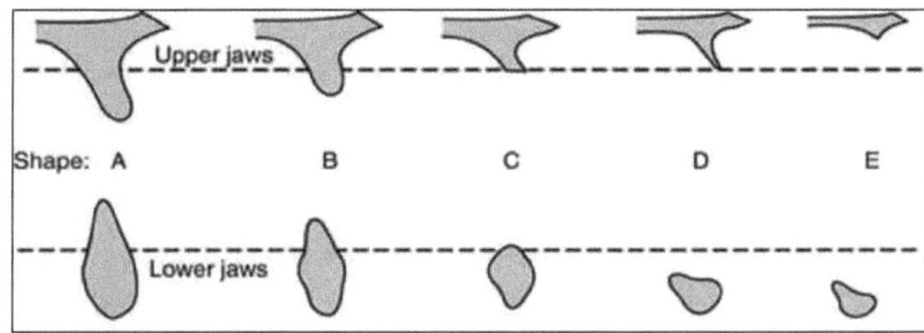

Classificação de Lekholm e Zarb: Forma

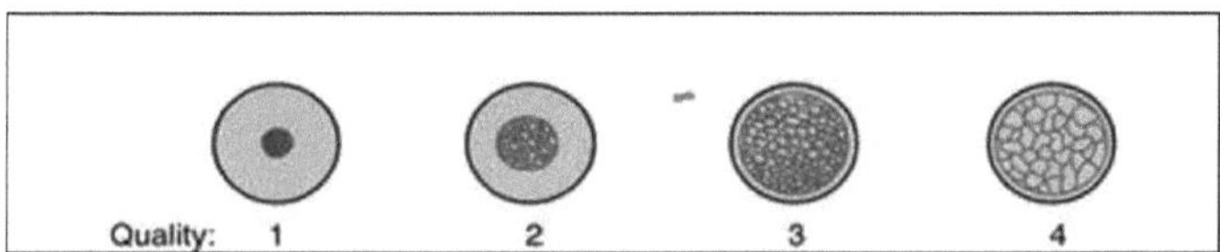

Classificação de Lekholm e Zarb: Qualidade

CLASSIFICAÇÃO DE SEIBERT

Seibert classificou o osso em função da localização da perda de osso que ocorre. (Fig. 5)

1. **Classe I:** Envolve perda óssea apenas na largura vestibulolingual.

2. **Classe II:** Envolve a perda apenas da altura apicocoronal.

3. **Classe III:** É uma combinação de perda bucolingual e apicocoronal

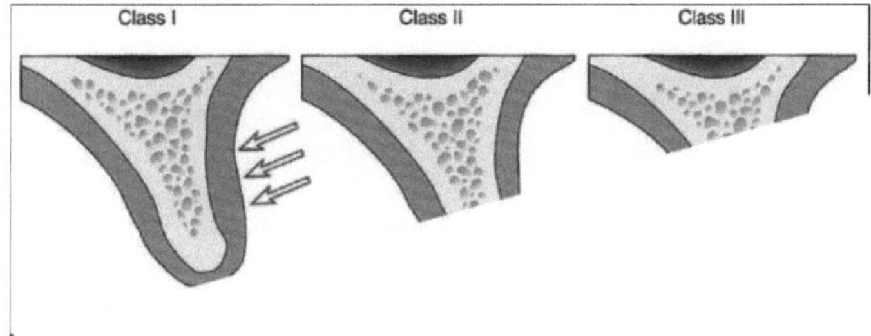

Classificação de Seibert

CLASSIFICAÇÃO DOS MAXILARES DESDENTADOS

A classificação do osso disponível feita por Misch e Judy é a base da classificação das arcadas completamente edêntulas, também feita por Misch[34] . O objetivo de tal classificação é permitir a comunicação não só do volume ósseo, mas também da sua localização e do plano de tratamento para o tipo específico.

Misch dividiu as arcadas edêntulas em três segmentos

1. Anterior:
    - Maxila - entre os 1st pré-molares de cada lado.
    - Mandíbula - entre os forames mentais de cada lado.
2. Posterior direito
3. Posterior esquerdo

Classificou os tipos de ossos como:

1. **Tipo I**: O volume de osso disponível é semelhante em todos os três segmentos.
2. **Tipo II**: O volume de osso disponível é semelhante posteriormente, mas diferente anteriormente.
3. **Tipo III**: O volume de osso disponível é diferente nos três segmentos.
4. Uma prótese totalmente fixa com suporte de implante anterior e posterior só é possível quando o osso da divisão A e/ou da divisão B está disponível nos três segmentos. Uma prótese híbrida/sobredentadura proporciona um melhor suporte labial e estética se houver reabsorção óssea anteriormente.
5. Uma prótese híbrida é possível quando existe um osso deficiente posteriormente, mas anteriormente deve existir osso da divisão A/divisão B.
6. Uma sobredentadura é possível quando existe osso da divisão A/divisão

B/divisão C e, por vezes, até da divisão D anteriormente, mas osso deficiente posteriormente. A sobredentadura maxilar requer mais implantes (mínimo de 4), enquanto a sobredentadura mandibular pode ser planeada com dois implantes.

7. Uma região posterior deficiente pode ser aumentada através de enxerto ósseo, só então é possível uma prótese fixa.

De acordo com Cawood e Howell , os maxilares desdentados são classificados como

Classe I : Dentado

Classe II: Imediatamente após a extração

Classe III: Forma de cumeeira bem arredondada, adequada em altura e largura

Classe IV: Forma de cumeeira com bordos de faca, adequada em altura e inadequada em largura

Classe V : Forma de cumeeira plana, inadequada em altura e largura

Classe VI: Forma de crista deprimida, com alguma perda basilar evidente.

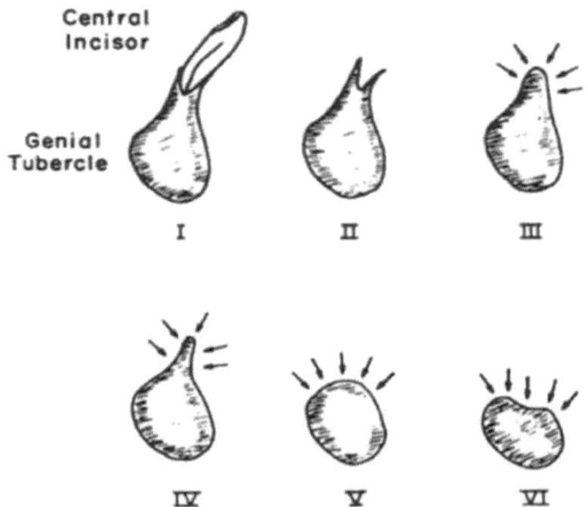

O padrão de reabsorção do processo alveolar após a extração dentária tem sido o tema de muitos sistemas de classificação da mandíbula edêntula. Wical e Swoopel apresentaram uma classificação da mandíbula desdentada baseada em 130 radiografias ortopantográficas. Os seus achados revelaram que a distância entre a borda basal da mandíbula e os forames alveolares correspondia a um terço constante da altura da mandíbula quando dentada.

Com base nas suas medições, os autores concluíram que a arquitetura dos dois terços coronais se alterou acentuadamente após a extração, enquanto o terço apical permaneceu estável.

Jensen propôs uma classificação dos maxilares edêntulos com base na viabilidade de colocação de implantes, considerando parâmetros radiográficos e clínicos, bem como o grau de remodelação óssea. Esta classificação descreveu principalmente os locais de colocação de implantes em termos de quantidade e qualidade óssea, tendo também em conta a sua proximidade a estruturas vitais. No entanto, este estudo não considerou a dimensão vestibulolingual.[35]

Análise baseada em arcos

Os arcos foram classificados numa de quatro categorias [26]

- C1: uma arcada na qual pode ser planeado um número suficiente de implantes para permitir uma prótese fixa de primeiro molar a primeiro molar
- C2: uma arcada na qual pode ser planeado um número suficiente de implantes para permitir uma prótese fixa de primeiro molar a primeiro molar, mas com um cantilever unilateral.
- C3: uma arcada na qual pode ser planeado um número suficiente de implantes para permitir uma tese de arcada curta fixa. Cantilevers utilizados bilateralmente

- C4: uma arcada na qual apenas uma prótese removível pode ser planeada. Na mandíbula, esta prótese pode ser implanto-suportada, mas não na maxila

Houve diferença significativa na distribuição das categorias entre a maxila e a mandíbula (Tab. 3). Na maxila, a maioria das arcadas foi classificada como C3 (62%), seguida por C4 (16%), C2 (12%) e C1 (10%). A mediana de idade de todos os indivíduos da arcada maxilar foi de 64,5 anos, sendo que o sexo apresentou uma distribuição homogénea em todas as categorias, com exceção da C4, na qual houve um maior número de mulheres (13% vs 3%).

A maioria das arcadas mandibulares foi classificada como C3 (36%), seguida por C4 (31%), C1 (24%) e C2 (9%). Em comparação com os arcos maxilares, um número significativamente maior de arcos mandibulares foi classificado como C1. A idade mediana de todos os indivíduos do arco mandibular foi de 66,5 anos (variação: 41 a 92 anos). Em contraste com a maxila, a distribuição por sexo não foi homogénea. Mais homens estavam presentes em C1, enquanto mais mulheres foram categorizadas em C2, C3 e C4.

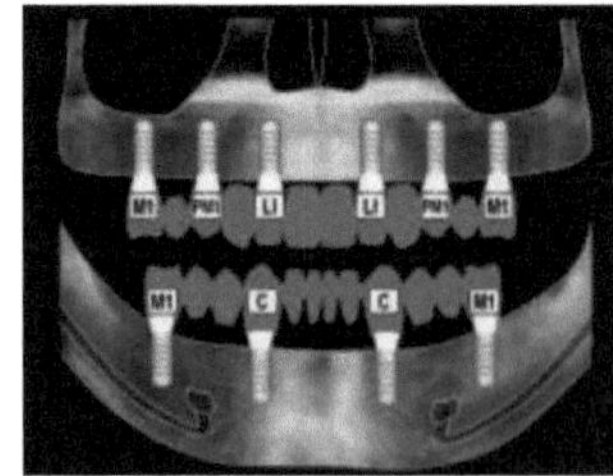

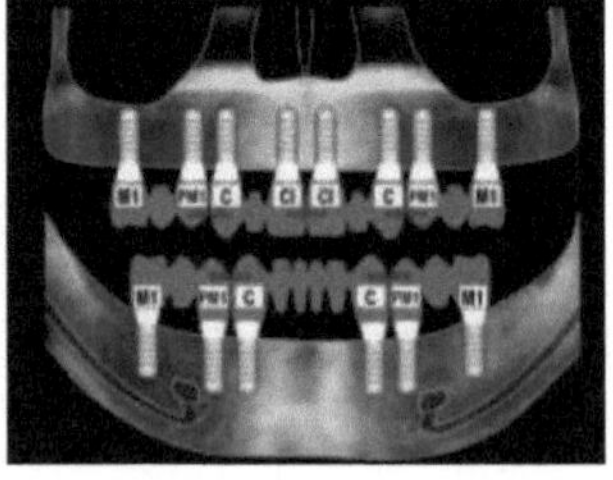

Os implantes permitem uma prótese fixa de primeiro molar para primeiro molar: **(a)**

unidade única; **(b)** segmentada. As setas vermelhas indicam as zonas de segmentação. Ml = primeiro molar; PM1 = primeiro pré-molar; C = canino; LI = incisivo lateral; CI = incisivo central.

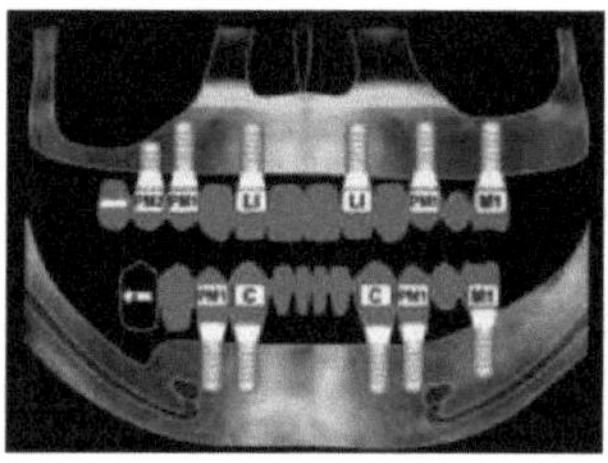

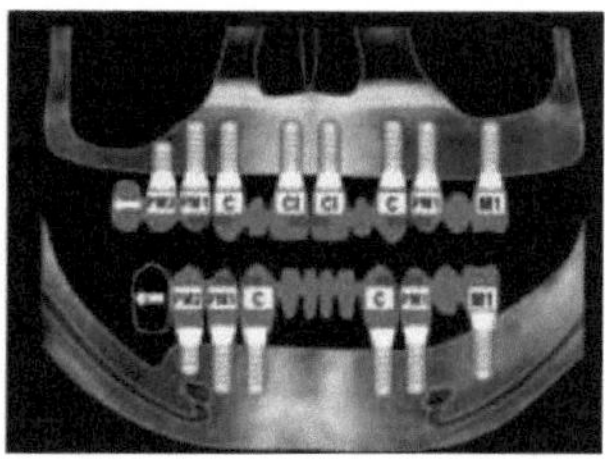

Os implantes permitem uma prótese fixa de primeiro molar a primeiro molar, mas com um cantilever unilateral:

(a) unidade única; **(b)** segmentada. As setas vermelhas indicam zonas de segmentação. As setas brancas com um fundo cinzento indicam um cantilever distal. As setas brancas com um fundo preto indicam um cantilever opcional (quando não se opõe a uma prótese de implante fixa). M1 = primeiro molar; PM2 = segundo pré-molar; PM1 = primeiro pré-molar; C = canino; LI = incisivo lateral; CI = incisivo central

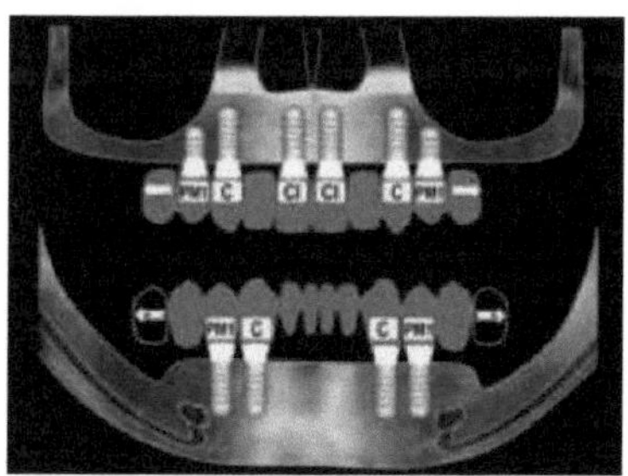

Os implantes permitem uma prótese fixa de arcada curta, com cantilevers utilizados bilateralmente: **(a)** unidade única; **(b)** segmentada. As setas vermelhas indicam zonas de segmentação. As setas brancas com um fundo cinzento indicam um cantilever distal. As

setas brancas com um fundo preto indicam um cantilever opcional (quando não se opõe a uma prótese de implante fixa). PM2 = segundo pré-molar; PM1 = primeiro pré-molar; C = canino; LI = incisivo lateral; CI = incisivo central.

Este estudo classificou a crista edêntula de acordo com a prótese final ideal que poderia ser planeada. Apenas a altura vertical do osso foi considerada. Embora uma largura insuficiente do rebordo vestibulolingual possa colocar dificuldades na colocação de implantes, os procedimentos de aumento ósseo lateral demonstraram ser altamente previsíveis e podem frequentemente ser efectuados em simultâneo com a colocação de implantes.[36,37]

A diferença entre o número de homens e mulheres classificados como C1 e C2 foi mínima, mas um número substancialmente maior de pacientes do sexo feminino foi classificado como C3 e C4 (ou seja, as categorias com mais perda óssea vertical). Este resultado ocorre apesar do facto de os homens tenderem a perder dentes numa idade mais precoce.[38]

Deve ser realçado que um sistema de classificação não deve ser confundido com uma modalidade de tratamento. Um bom sistema de classificação fornece uma indicação dos tratamentos possíveis, mas não prescreve a escolha efectiva do tratamento. Assim, na presente classificação, um paciente com uma mandíbula C1 é elegível para uma prótese fixa de primeiro molar a primeiro molar.

No entanto, por razões da sua escolha (por exemplo, preocupações financeiras), o doente pode optar por um tratamento que envolva dois ou três implantes interforaminais e uma sobredentadura suportada por implantes. Esta escolha não altera a classificação do paciente neste sistema.[26]

Uma limitação dessa classificação é o fato de não levar em conta o tempo de edentulismo de uma determinada arcada ou sítio de implante. Assim, não foi possível investigar a presença de correlações estatisticamente significativas entre o período de edentulismo e a perda óssea vertical e horizontal. No entanto, como o objetivo do presente estudo foi classificar as arcadas do ponto de vista protético, os autores não consideram essa limitação crítica. Afinal, ao planejar uma reabilitação protética, o clínico deve trabalhar com qualquer condição anatômica que o paciente apresente, independentemente do tempo de edentulismo.

Os cantilevers foram incluídos na classificação porque não existe nenhuma contraindicação significativa para a sua utilização. As complicações mais frequentes para este desenho incluem o afrouxamento do pilar ou do parafuso, a perda de retenção e a lascagem da faceta, que podem ser facilmente reparadas.[39,40]

Uma opção para evitar a utilização de cantilevers seria a colocação de implantes angulados distalmente. Esta abordagem não foi utilizada devido à complexidade dos procedimentos cirúrgicos e protéticos.[41,42]

MEDIÇÃO DO ESPAÇO INTER-ARCOS

O espaço de restauração dentária pode ser definido como o espaço oral tridimensional disponível para a restauração protética. Em termos gerais, este espaço em pacientes edêntulos é delimitado pelo plano oclusal proposto, tecidos portadores de prótese da mandíbula edêntula, tecidos faciais (bochechas e lábios) e a língua. A dinâmica anatómica e fisiológica destas estruturas orais reflecte a mudança dramática e progressiva que acompanha o estado edêntulo.[44] Os aspectos funcionais das estruturas orais que delimitam o espaço restaurador devem ser cuidadosamente considerados durante a fase de planeamento da terapia com implantes dentários.[61]

Existem 4 classes distintas que representam o espaço de restauração vertical disponível nas arcadas edêntulas. Esta classificação deve ser considerada durante a fase de diagnóstico da terapia com implantes dentários. O sistema de classificação apresentado sugere uma gama de dimensões de restauração com considerações associadas ao tratamento e ao desenho da prótese. Uma vez diagnosticados, todos estes factores facilitam a concetualização das condições do paciente para todos os envolvidos na terapia, incluindo dentistas restauradores, cirurgiões e técnicos de laboratório dentário.

A Classe I descreve a condição clínica em que o espaço vertical de restauração disponível, desde a crista de tecido mole do rebordo edêntulo residual até ao plano oclusal proposto, é igual ou superior a 15 mm . Esta condição pode estar correlacionada com o edentulismo de longa duração, caracterizado por uma reabsorção óssea alveolar considerável. Com uma abundância de espaço de restauração vertical, pode ser considerada toda a gama de sistemas de fixação de sobredentaduras sobre implantes (fixações de barra e clipe e fixações do tipo pino) aquando da conceção da prótese. As sobredentaduras feitas para pacientes desta classe possuem normalmente um volume de material suficiente para tornar a prótese resistente à fratura. No entanto, à medida que a distância entre a base da prótese (rebordo edêntulo e/ou implantes) e o plano oclusal aumenta, deve ter em consideração a carga oclusal verticalmente em cantilever. Além disso, a reabsorção agressiva do rebordo residual pode exigir que os dentes da prótese sejam posicionados fora da crista do rebordo edêntulo numa dimensão horizontal.[15] A carga oclusal em cantilever horizontal também deve ser cuidadosamente gerida.

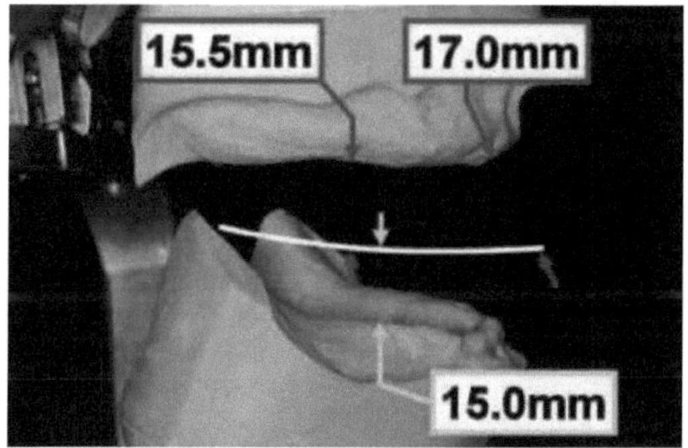

Modelos articulados demonstrando condição clínica de Classe I, com espaço restaurador mandibular de 15 mm e espaço restaurador maxilar de 15,5 mm posteriormente e 17 mm anteriormente.

A linha branca horizontal indica o plano oclusal.

O espaço de restauração de Classe II existe quando o espaço vertical, desde a crista de tecido mole da crista edêntula residual até ao plano oclusal proposto, está entre 12 mm e 14 mm. A maioria dos encaixes de sobredentadura funciona bem aqui, mas os sistemas de barra e clipe devem ser cuidadosamente concebidos para se adaptarem de forma óptima a uma base de prótese de contorno fisiologicamente aceitável. As sobredentaduras fabricadas para condições de Classe II permitem normalmente um volume de resina suficiente na base da prótese para uma integridade estrutural adequada e durabilidade da prótese.

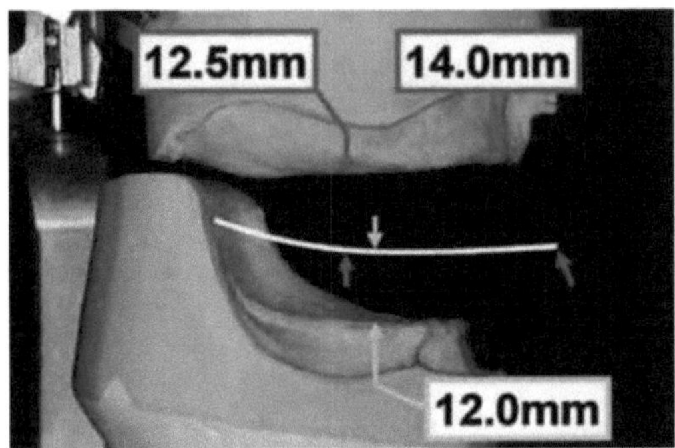

Modelos articulados demonstrando a condição clínica de Classe II, com espaço de restauração mandibular de 12 mm e espaço de restauração maxilar de 12,5 mm posteriormente e 14 mm anteriormente. A linha branca horizontal indica o plano oclusal.

Quando o espaço vertical entre a crista do tecido mole do rebordo residual e o plano oclusal se situa entre 9 mm e 11 mm, a arcada é designada Classe III. Dadas estas restrições dimensionais, a seleção de um sistema de fixação de sobredentadura adequado torna-se mais crítica, particularmente no extremo inferior deste intervalo dimensional. A altura e a largura totais do sistema de encaixe selecionado afectarão a posição dos dentes da prótese e o volume de resina da base da prótese. Para os sistemas de encaixe que ocupam um volume substancial dentro dos limites dos contornos fisiologicamente aceitáveis da base da prótese, deve ter em consideração a durabilidade estrutural da prótese. Os estudos existentes sugerem que a incorporação de uma estrutura metálica pode reforçar ou fortalecer a sobredentadura13-18 . Foi recomendado que é necessário um mínimo de aproximadamente 12 mm de espaço vertical de restauração (crista óssea até ao plano oclusal) para realizar uma sobredentadura mandibular assistida por implantes.[4,62] Se esta recomendação for seguida, a maioria dos pacientes de Classe III podem não ser candidatos a uma terapia de sobredentadura .

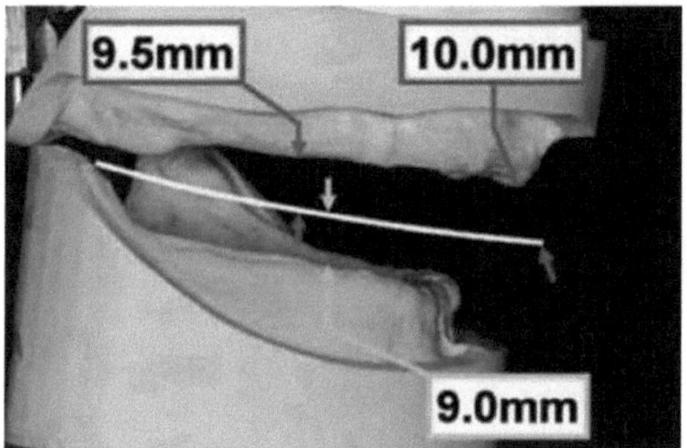

Moldes articulados demonstrando condição clínica de Classe III, com espaço restaurador mandibular de 9 mm e espaço restaurador maxilar de 9,5 mm posteriormente e 10 mm anteriormente.

A linha branca horizontal indica o plano oclusal.

Quando o espaço vertical entre a crista de tecido mole da crista edêntula e o plano oclusal proposto é inferior a 9 mm, existe uma condição de Classe IV. Em pacientes de Classe IV, uma porção substancial do processo alveolar permanece intacta, como é frequentemente a situação imediatamente após extracções naturais de dentes. Pode estar disponível um espaço vertical limitado para o fabrico e colocação de próteses. Do ponto de vista do espaço vertical de restauração, esta condição é considerada menos favorável.

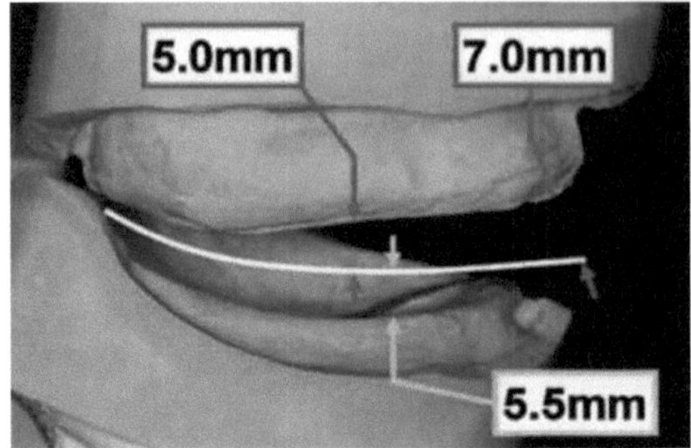

Modelos articulados demonstrando uma condição clínica de Classe IV com um espaço de restauração mandibular de 5,5 mm e um espaço de restauração maxilar de 5,0 mm posteriormente e 7,0 mm anteriormente

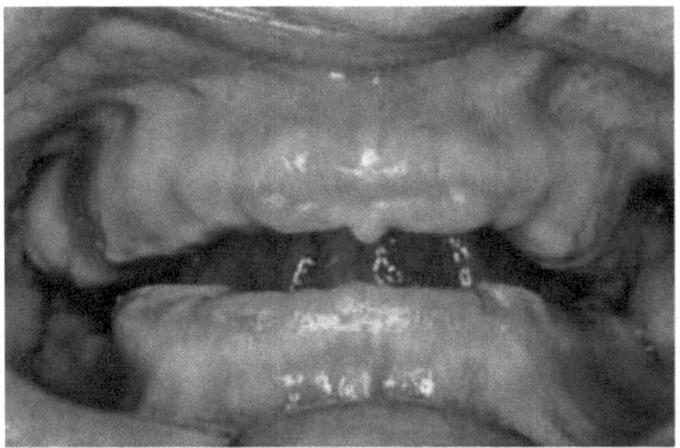
Espaço vertical mínimo para restauração após remoção recente de dentição residual.

Alteração do plano oclusal

A alteração vertical do plano oclusal planeado, mantendo a dimensão vertical oclusal estabelecida, aumenta o espaço vertical de restauração numa arcada enquanto diminui o espaço na arcada oposta. Este meio de melhorar o espaço de restauração deve ser utilizado com precaução para evitar comprometer a estética ou causar desconforto ao paciente.[63]

Aumento da dimensão vertical oclusal

O aumento da dimensão vertical oclusal do paciente pode proporcionar o espaço vertical de restauração necessário para uma sobredentadura de implante mandibular. Infelizmente, esta abordagem é menos eficaz quando se tenta aumentar verticalmente o espaço de restauração para restaurações maxilares. A alteração simultânea do plano oclusal planeado para uma prótese maxilar pode afetar negativamente o resultado estético. Pode considerar procedimentos concebidos para diagnosticar a alteração da dimensão vertical oclusal antes da colocação cirúrgica do implante. Tal como acontece com todas as reabilitações protéticas, o aumento da dimensão vertical oclusal do paciente edêntulo para além do que é diagnosticamente ótimo, pode resultar em problemas estéticos e fonéticos, desconforto generalizado do paciente e/ou sintomas neuromusculares. Se algum destes sintomas persistir, deve procurar métodos alternativos para melhorar as condições do espaço de restauração.

Seleção de anexos

Alsiyabi et al[20] recomendaram que a espessura mínima da base da prótese para sobredentaduras sobre implantes deve ser de aproximadamente 2 mm e a altura mínima do dente da prótese deve ser de aproximadamente 3 mm. Com estas dimensões em mente, a altura e a largura dos acessórios de sobredentadura sobre implantes populares podem ser medidas para considerar a sua incorporação, tendo em conta o espaço disponível e as restrições do material da prótese.

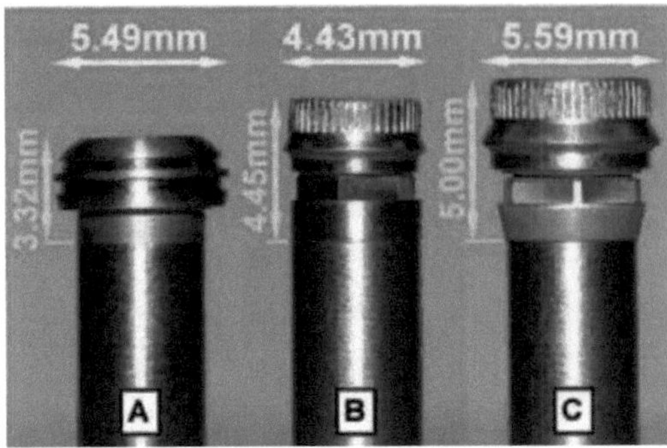

Dimensões verticais e horizontais dos sistemas de fixação de implantes (A) Locator, (B) Mini ERA e (C) ERA. As medições verticais têm origem no aspeto coronal dos implantes.

Ao conceber uma sobredentadura maxilar para acomodar 9 mm de espaço de restauração vertical (condições de Classe IV) e 12 mm de espaço de restauração horizontal, o encaixe Locator pode ser incorporado, mantendo a base da prótese e o volume do dente da prótese adequados para a durabilidade estrutural da prótese. De uma perspetiva de espaço vertical, o sistema de encaixe Locator proporciona um excelente serviço para condições de espaço de restauração de Classe I a IV

O sistema de fixação Locator é visível durante o fabrico laboratorial do implante maxilar

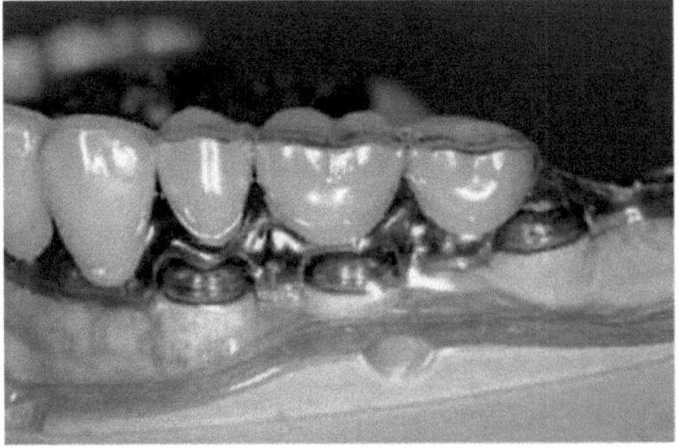
sobredentadura. Note os alojamentos de fixação de metal, o material de bloqueio (azul), a estrutura de reforço de metal e os dentes da prótese suspensos numa matriz transparente. O espaço disponível é limitado.

Avaliação da limitação de espaço no interior de uma prótese completa para a colocação de implantes

A deteção precoce de problemas de limitação de espaço nas posições previstas para os implantes permite a formulação de um plano de tratamento adequado para intervenção cirúrgica, como a alveoloplastia para criar mais espaço interpessoal. A avaliação das limitações de espaço após a cirurgia de implantes também permite a seleção do encaixe adequado. Podem ocorrer problemas, como próteses fracturadas ou com contorno excessivo, devido a um planeamento inadequado. Isto pode resultar na necessidade de substituição do encaixe da sobredentadura de implante, na modificação tardia do plano de tratamento ou mesmo na falha da prótese definitiva.

Vários autores[18,64] descreveram a utilização de moldes de silicone montados como uma ajuda visual na formulação de um plano de tratamento para pacientes com implantes dentários. Estes moldes podem ser utilizados para avaliar a forma da arcada, a relação entre os maxilares e o espaço inter-arcos. No entanto, a utilização de moldes montados por si só pode não conseguir uma avaliação exacta do espaço.

Corte o molde de massa de silicone.

massa de silicone

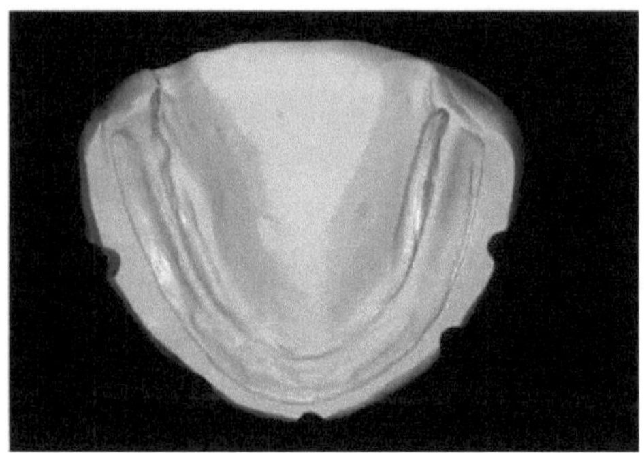

Prótese existente sobre aparada

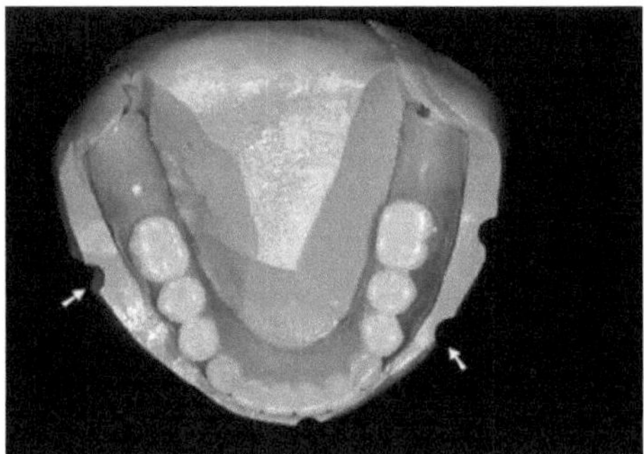

PROCEDIMENTO

Avalie o espaço: antes da cirurgia de implante

1. Avalie a prótese completa mandibular existente do doente relativamente à dimensão vertical de oclusão ideal, ao contorno fisiológico, à relação maxilomandibular e à estética. Se os critérios forem aceitáveis, avance para o passo seguinte. Se os critérios da prótese completa existente do doente não forem adequados, fabrique uma prótese nova ou provisória antes de prosseguir. Em alternativa, pode fabricar um arranjo de dentes de uma prótese experimental numa base de registo e utilizá-la para os passos

seguintes.

2. Fabrique um molde de massa mandibular utilizando a prótese completa mandibular existente. Adapte uma mistura de massa de silicone (Lab-Putty; Coltene Whale- dent Inc., Mahwah, NJ) na superfície do entalhe da prótese e insira-a num monte de massa para fazer um molde de silicone, tal como descrito originalmente por Mc Cartney e Thompson. 8 Depois de o material de silicone estar completamente endurecido, remova a prótese para examinar a impressão positiva do molde de silicone. Corte qualquer excesso de material de silicone com uma lâmina afiada.

3. Volte a assentar a prótese completa existente sobre o molde de massa resiliente mandibular aparado. Faça vários entalhes na periferia do molde de massa para servir de referência, utilizando uma broca acrílica (lâmina convencional grossa Cutter; Brasseler, Savannah, Ga.).

4. Remova a prótese e lubrifique o molde de massa com vaselina, incluindo as áreas dos bordos e dos entalhes. Volte a colocar a prótese. Misture massa de silicone de laboratório (Sil-Tech Putty; Ivoclar

North America Inc., Amherst, NY) e adapte-a sobre a prótese para fabricar um molde de silicone das faces oclusais e polidas da prótese. Foi utilizada uma massa diferente apenas para fins ilustrativos. Geralmente, o mesmo material de massa é utilizado nos passos 2 e 4. Depois de o material estar completamente endurecido, separe o molde de silicone do molde da prótese/putty e remova a prótese do molde de silicone.

5. Corte o molde de silicone em secção transversal com uma lâmina afiada nas áreas onde os implantes previstos ficarão localizados. A limitação do espaço pode ser determinada através da utilização de uma sonda periodontal (XP23/ UNC15; Hu-Friedy Inc., Chicago, Ill.). O acessório independente previsto com a dimensão adequada pode ser "experimentado" dentro do espaço confinado. A Tabela I apresenta os requisitos mínimos de espaço para os acessórios de sobredentadura de implantes independentes normalmente utilizados. Compare a informação do encaixe (em milímetros) com a dimensão do espaço limitado pela dentadura completa. Com esta tabela, o protésico ou o dentista geral pode selecionar o acessório de sobredentadura de implante independente adequado, de acordo com o espaço.
6. A espessura dos tecidos moles também pode ser examinada diretamente através da sondagem intraoral do osso à volta dos locais previstos para os implantes11 ou indiretamente através do cálculo a partir da radiografia panorâmica. Assim, os dentistas podem pré-determinar o espaço total previsto desde a crista do osso até ao contorno da prótese.

Type of Attachment	3.5 mm Ball*	2.5 mm Ball*		2.5 mm Sphero-flex Ball†	1.8 mm Sphero-block Ball†	Magnet‡		ZAAG‖			
		Gold	TI			Regular	Mini	ERA§	Locator‖	Standard	Short
Minimum Required Space included cuff height +2.0 mm thickness of acrylic resin (mm)	9.5	7.6	7.6	7.25	6.5	8.0	7.0	8.0	5.17	9.1	8.2
Minimum Cuff height (mm)	3.0	1.0	1.0	1.0	1.0	2.5	2.5	2.0	1.0	4.0	4.0

Requisitos mínimos de espaço vertical para os acessórios de sobredentadura de implantes independentes normalmente utilizados[1]

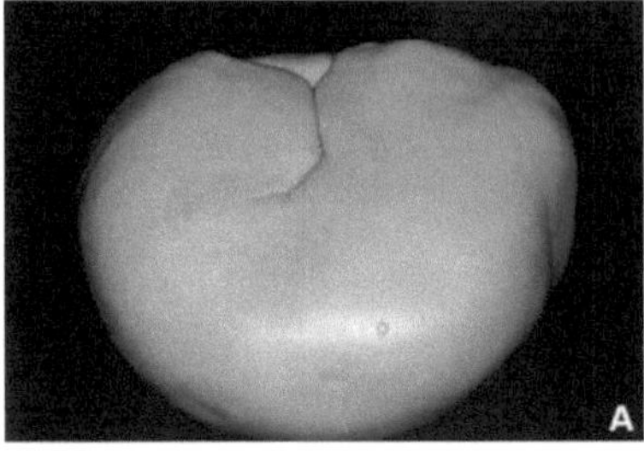

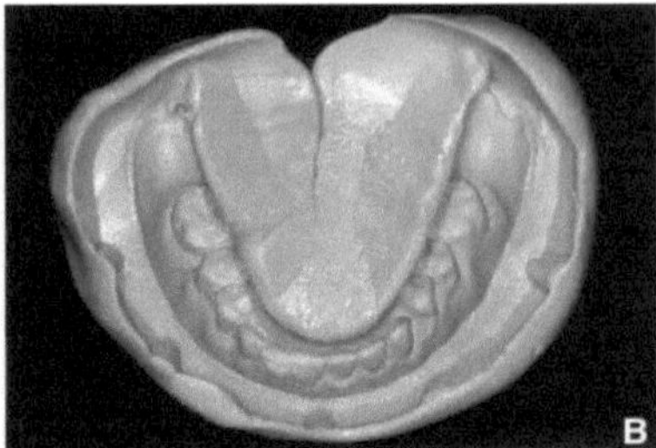

Material de massa de silicone adaptado sobre uma prótese completa mandibular existente aceitável. **B,** Impressão negativa da prótese completa existente feita a partir de molde de silicone.

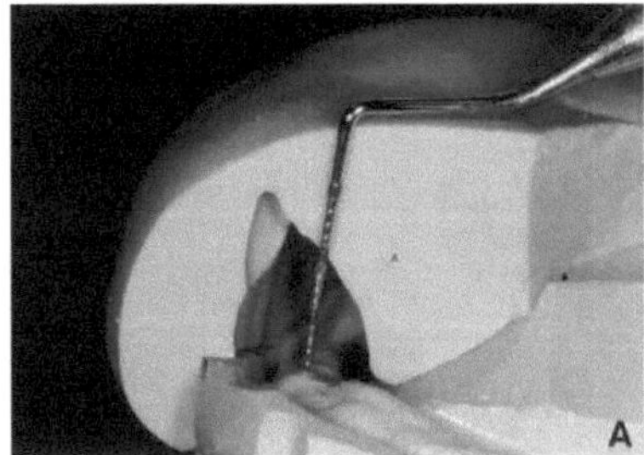

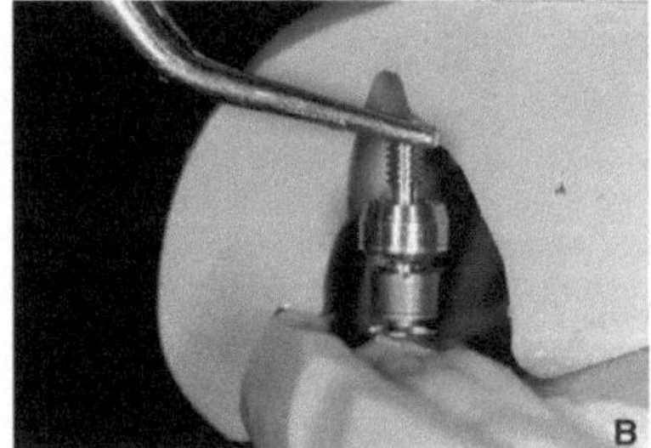

Molde de silicone seccionado sobre a área das posições previstas para o implante, envolvendo vários entalhes. O limite de espaço pode ser medido antes da cirurgia de implante. **B, A prótese** sobredentada de implante independente prevista pode ser "experimentada" virando-a ao contrário para caber no espaço

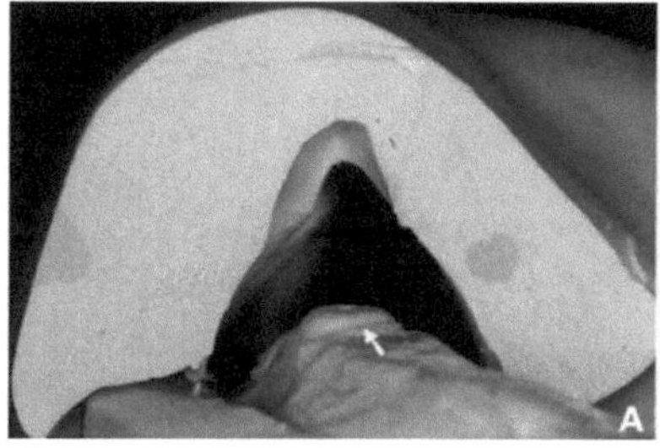

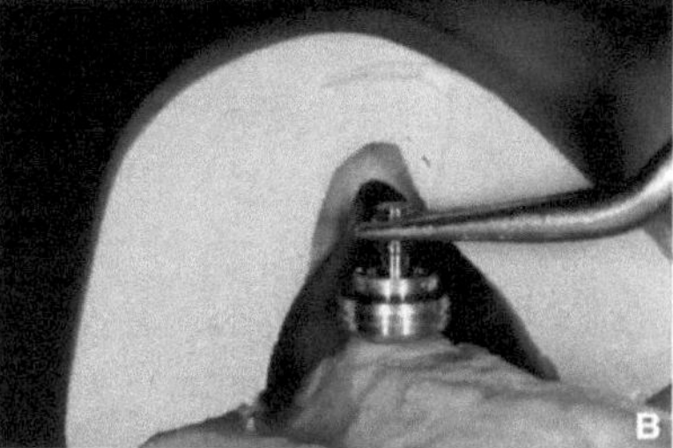

A, Molde de silicone mandibular com molde de silicone seccionado sobre o pilar de cicatrização *(seta)* após a cirurgia de implante. **B,** Exemplo de fixação de sobredentadura de implante independente selecionada com caixa metálica colocada ao contrário para encaixar no espaço.

Avalie o espaço: após a cirurgia de implantes

1. Depois de ligar os pilares de cicatrização, volte a alinhar a prótese completa sobre os pilares de cicatrização utilizando um revestimento de prótese resiliente e permita a maturação do tecido mole peri-implantar após a cicatrização. Fabrique um novo molde de massa de silicone resiliente a partir da prótese completa revestida, seguindo os passos 1 a 5, conforme descrito acima

2. Meça o espaço de tecido mole sub-peri-implantar para avaliar o espaço total desde a plataforma do implante até à superfície externa da prótese completa. Esta profundidade pode ser determinada indiretamente, subtraindo a altura do pilar de cicatrização acima do tecido mole peri-implantar da altura total deste pilar de

cicatrização, ou diretamente, removendo o pilar de cicatrização e utilizando a sonda periodontal para medir a profundidade desde a plataforma do implante até à crista superior do tecido mole peri-implantar. O conhecimento da profundidade do tecido mole subperi-implantar e do espaço do tecido mole supra-peri-implantar permite aos dentistas avaliar a limitação do espaço total desde a plataforma do implante até ao contorno externo da prótese. A profundidade dos tecidos moles subperi-implantares também é utilizada para indicar a altura da braçadeira da fixação da sobredentadura de implante independente.[19]

Avaliação do espaço interarcos em pacientes desdentados : Uma técnica laboratorial [18]

Os procedimentos de montagem de diagnóstico e de disposição dos dentes para pacientes edêntulos requerem frequentemente várias consultas. Quando um paciente dentário se apresenta com uma arcada edêntula adequadamente restaurada, pode ser aplicado um procedimento mais eficiente. Este processo pode ser realizado numa única consulta e inclui a duplicação da prótese do paciente e a transferência para um articulador. As próteses duplicadas também podem ser utilizadas como modelos cirúrgicos.

O processo descrito neste artigo pode ser dividido em 3 fases: primeiro, duplicar a prótese do doente (passos 1 a 9); segundo, obter os registos de transferência (passos 10 e 11); e, finalmente, avaliar a montagem (passos 12 e 13).

1. Avalie a(s) prótese(s) existente(s) do paciente. Se estiver presente uma dimensão vertical oclusal correcta, uma adaptação estável dos tecidos e uma estética aceitável, avance para a etapa 2. Caso contrário, devem ser feitas impressões de diagnóstico, gerados registos maxilo-mandibulares e concluída uma disposição definitiva dos dentes. Uma vez que estes procedimentos tenham sido realizados, prossiga para a Etapa 2.

2. Misture a massa de polivinil siloxano (Lab-Putty; Coltene, Whale- dent Inc, Mahwah, NJ) e coloque-a no entalhe da prótese. Isto produzirá um molde resiliente das arcadas individuais. O molde de massa pode ser montado diretamente no articulador se for utilizada uma placa de montagem (Denar; Teledyne Water Pik, Fort Collins, CO) para colocar cortes inferiores na base enquanto a massa está a assentar. Quando a massa tiver assentado, retire a placa de montagem para expor os cortes inferiores.

3. Antes de fechar a prótese e o molde resiliente para duplicação, coloque sprues de cera que se estendem a partir da superfície distal da prótese. Estes sprues permitem a introdução de resina e minimizam o aprisionamento de ar durante a duplicação da prótese

4. Corte ranhuras de indexação no molde de massa para permitir a orientação das secções subsequentes do molde.

5. Aplique um lubrificante (vaselina) no molde de massa.

6. Coloque uma camada de massa de vidraceiro na superfície exposta da prótese (ou superfícies de camafeu) para produzir um molde da prótese.

7. Separe as secções do molde e remova a prótese. Pulverize o meio de separação de silicone sobre a massa. Volte a montar as secções do molde e prenda-as com um

elástico.

8. Misture resina acrílica transparente e autopolimerizável (Jet; Lang Dental Manufacturing, Wheeling, IL) numa proporção de 2:1 de pó para líquido (por volume). Deite o acrílico no molde através de um dos canais de entrada. O outro canal serve de ventilação. Quando estiver cheio, coloque o molde num tanque de cura pressurizado em água morna (115°F) a 20 psi e deixe curar durante 20 minutos.4 Certifique-se de que as extremidades expostas dos canais de canalização estão viradas para cima.

9. Separe o molde e remova a prótese duplicada. Utilizando um esmeril criterioso, remova o excesso de resina acrílica, incluindo os sprues e os nódulos oclusais. Faça o acabamento e o polimento da(s) prótese(s) duplicada(s) utilizando os procedimentos estabelecidos.

10. Nesta fase, insira a prótese duplicada na boca do doente. Verifique se a dimensão vertical oclusal, a estabilidade e a estética correctas duplicam as da prótese do paciente ou da configuração de diagnóstico. Obtenha uma transferência do arco facial e registos interoclusais.

11. Utilizando a transferência do arco facial e os registos interoclusais, monte os moldes maxilares e mandibulares num articulador. Cada molde resiliente pode ser fixado mecanicamente utilizando os cortes inferiores criados pelo anel de montagem (consulte o passo 2).

12. Remova a(s) prótese(s) duplicada(s) de moldes resilientes e avalie a distância entre arcos; forneça critérios que possam servir de directrizes no processo de tomada de decisão

13. A(s) prótese(s) duplicada(s) pode(m) servir como modelos cirúrgicos para orientar a colocação do implante.

TypeofProsthesis	*Hygienic Space*	*Framework Thickness*[6]	*ToothandAcrylic*	*Totals*
Hybrid	2 mm	11 mm	3-5 mm	16-17 mm
Implant-supported overprosthesis	2 mm	3 mm	6-8 mm	11-13 mm

Estimativa das distâncias mínimas necessárias para uma conceção adequada da prótese sobre implantes

Abutment	1 mm [1]	3.5 mm[1] (screw height)	3 mm[1]	9.0 mm[1]	3.5 mm (screw height)
Gold cylinder	5.5 mm [1]	—	3 mm[1]	—	—
Restorative material	.5-1.5 mm	.5-1.2 mm	.5-1.2 mm	.5-1.2 mm	.5-1.2 mm
Total	7-8.0 mm	4.0-4.7 mm	6.5-7.2 mm	9.5-10.2 mm	4.0-4.7 mm

Distâncias mínimas estimadas para próteses fixas suportadas por implantes

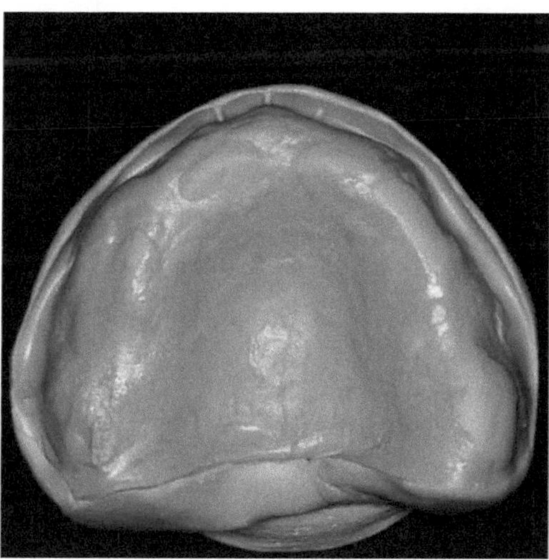

Molde em betume da crista edêntula

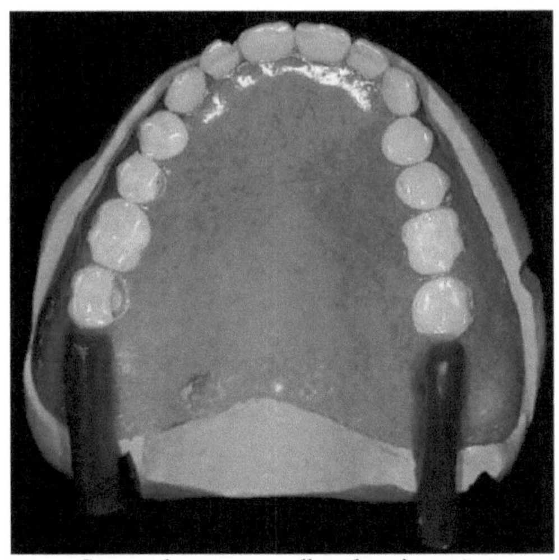

Sprues de cera e entalhes de orientação

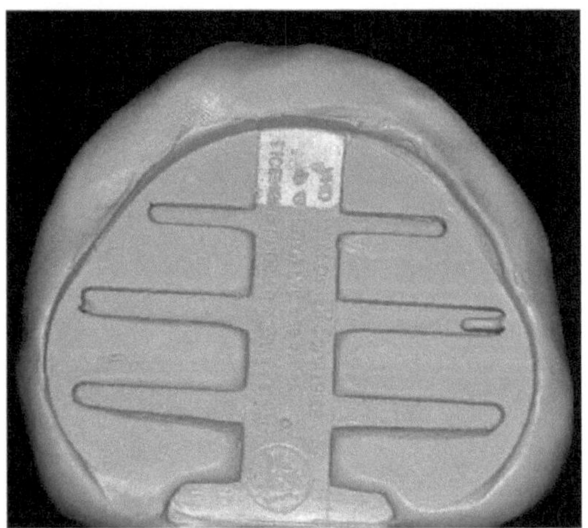

Impressão do anel de montagem criando rebaixos mecânicos.

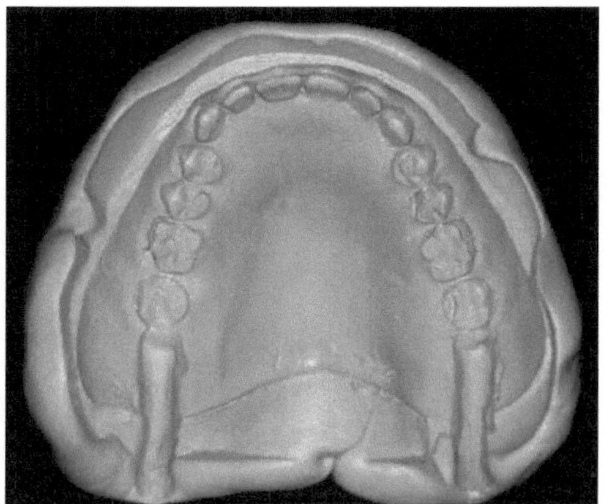
Forma da superfície externa da cavidade do molde

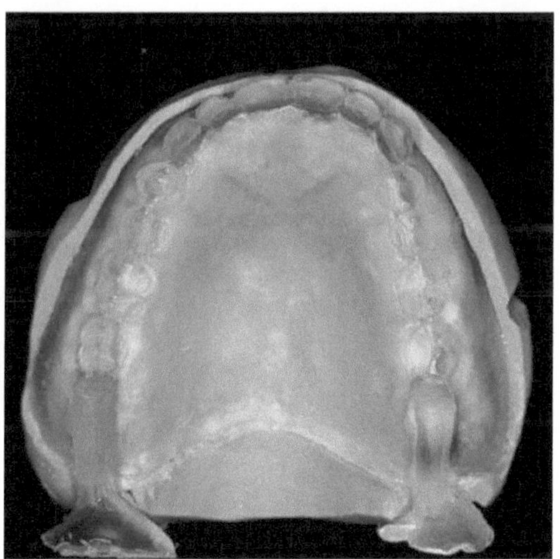
Prótese duplicada polimerizada e inacabada.

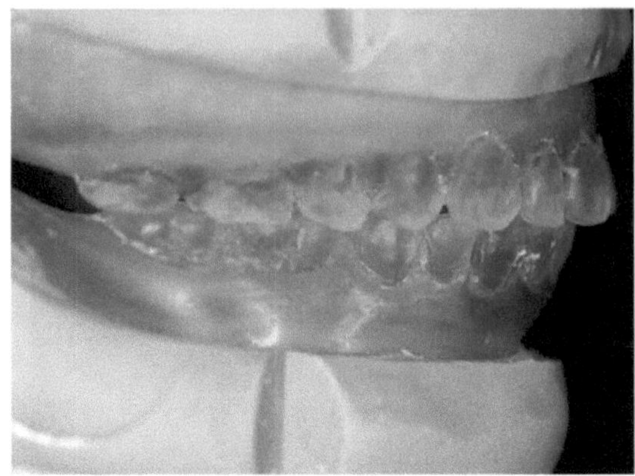
Próteses duplicadas montadas

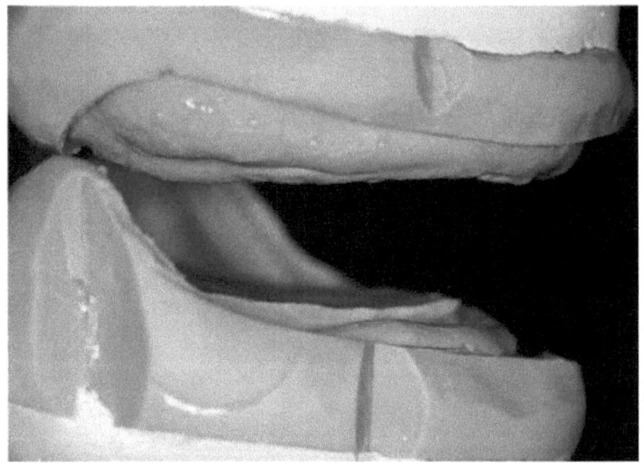
Visualização do espaço inter-árvore disponível.

Os benefícios derivados de um planeamento adequado surgem quando o desenho da prótese é determinado antes da cirurgia, o que pode ditar o número e a localização dos implantes endósteos a serem colocados. A técnica descrita fornece um método eficiente e fiável para tais determinações, e permite a utilização de próteses duplicadas como modelos cirúrgicos.

Comparação dos factores intra-orais que favorecem a prótese fixa* versus prótese removível.

FACTOR	FIXED PROSTHESIS	REMOVABLE PROSTHESIS
Ridge Shape	Vertical/convex	Buccal inclination/concavity
Interarch Distance	≤10 millimeters	> 15 mm
Interarch Relationship	Neutral/deep overbite	Skeletal Class III
Mucosa	Thick, keratinized	Thin, mobile

Comparison of extraoral factors favoring fixed* versus removable prosthesis·

FACTOR	FIXED PROSTHESIS	REMOVABLE PROSTHESIS
Lip Line	Low	High‡
Tooth Display	Little	Excessive tooth and gingiva exposure
Facial Support, Lip Support	No need	Necessary

Espaço vertical mínimo necessário para diferentes tipos de próteses

Type of prosthesis	Minimum vertical space required
Fixed : screw retained option	4-5 mm (implant level prosthesis)
Fixed : screw retained option	7.5 mm (abutment level prosthesis)
Fixed : cement retained option	7-8mm
Unsplinted overdenture	7mm, 8.5mm, 10-12mm, 15-17mm
Bar overdenture	11mm, 13-14mm
Fixed : screw retained hybrid	>15mm

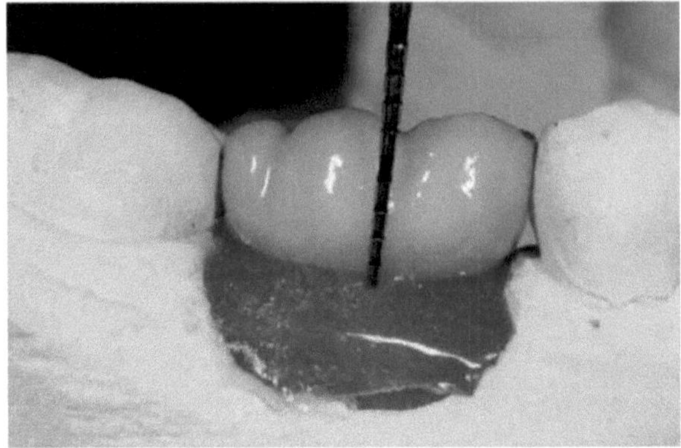

Coroa aparafusada ao nível do implante no local n. 30. Geralmente, a dimensão vertical mínima aceitável para uma restauração fixa aparafusada ao nível do implante é de 4-5 milímetros quando registada a partir da plataforma do implante para a arcada oposta

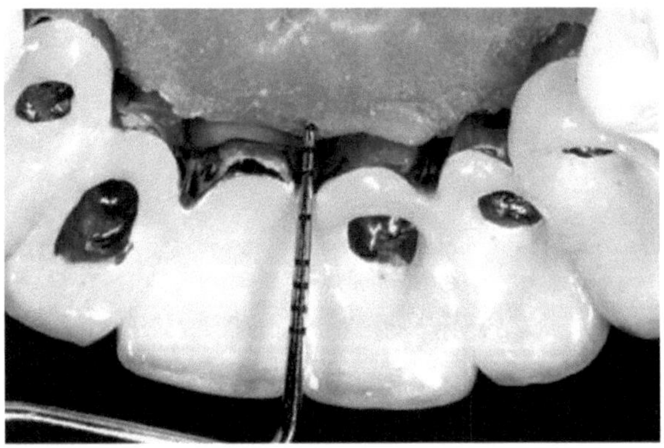

Prótese aparafusada ao nível do implante nos locais nos. 6 a 11. Quando existe uma reabsorção moderada após a perda de dentes, são necessários 2 pontos de medição vertical para avaliar o espaço de restauração. O local mais importante é a posição dos componentes do implante (são necessários 4-5 milímetros de altura vertical para os componentes), que é sempre menor do que o espaço necessário para os dentes protéticos.

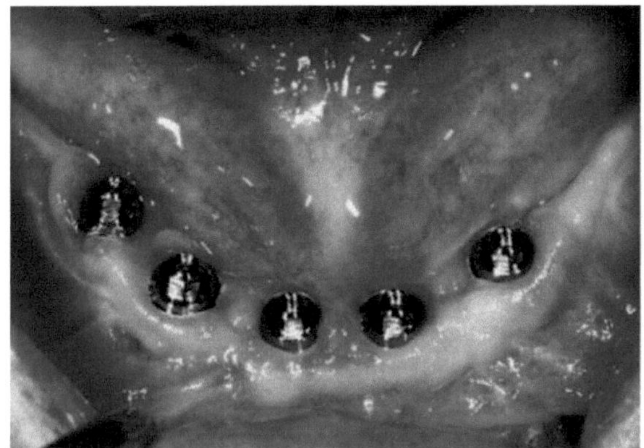

Pilares aparafusados ao nível do pilar nos locais n.ºs 22, 24, 25, 27 e 28. A prótese final é aparafusada nestes pilares

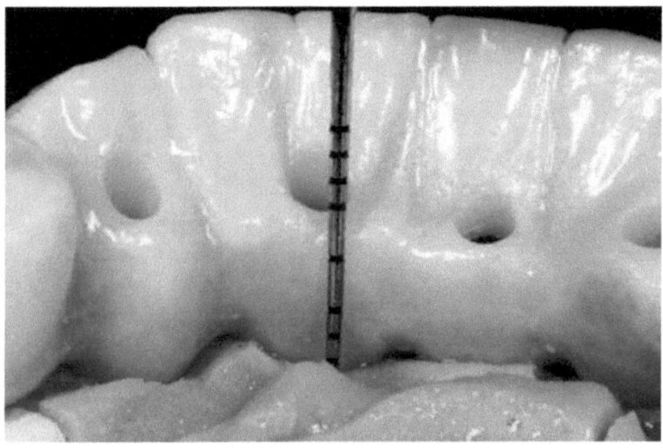

Uma construção ao nível do pilar requer mais espaço de restauração em comparação com as opções ao nível do implante. O espaço mínimo entre a plataforma do implante e a dimensão externa da prótese é de 7,5 milímetros.

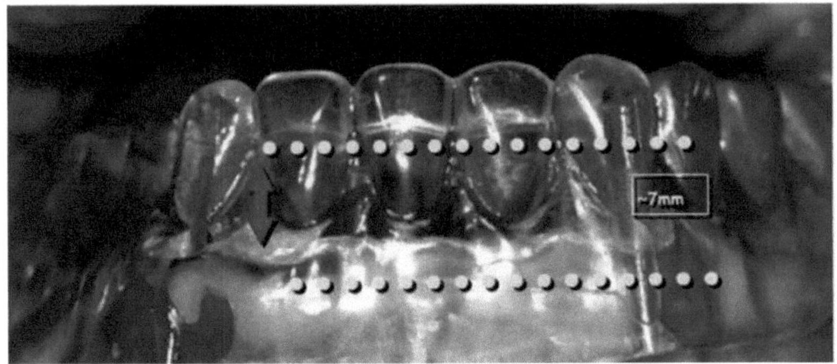

Guia cirúrgico demonstrando o espaço de restauração necessário para uma sobredentadura mandibular não aplanada (vista frontal). O espaço mínimo de restauração necessário para uma sobredentadura não aplanada é de aproximadamente 7 milímetros, o que é indicado pela seta entre as linhas pontilhadas

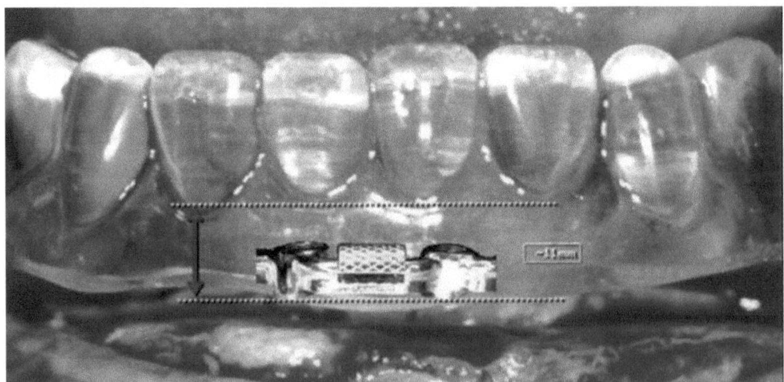

Sobredentadura mandibular com barra esplintada. O espaço de restauração vertical mínimo necessário para uma sobredentadura esplintada é de aproximadamente 11 a 12 milímetros, o que é indicado pela seta entre as linhas pontilhadas. O espaço de restauração é medido lingualmente em relação à posição do dente, desde a plataforma do implante até à superfície externa da base protética

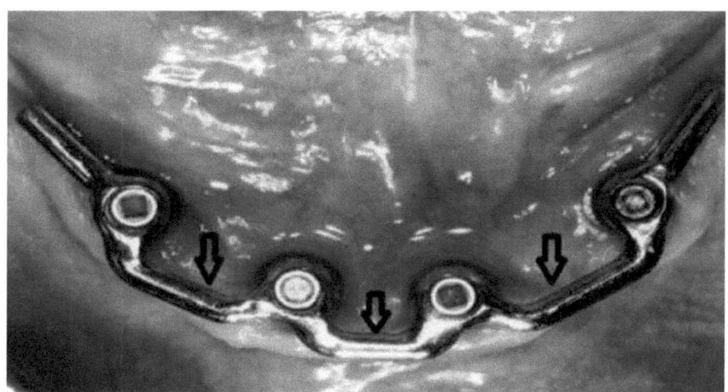

Construção primária da barra de Hader ao nível do implante. O espaço de restauração vertical total mínimo necessário é de 11 a 12 milímetros, que consiste na barra de Hader de 7 mm (setas) mais a sobredentadura (que inclui clips de plástico, caixa metálica e acrílico).

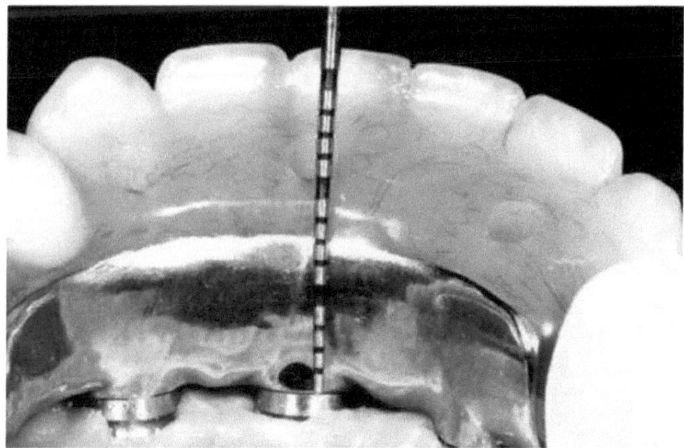

Próteses híbridas aparafusadas ao nível do pilar. Este desenho requer o maior espaço de restauração (15 milímetros) de qualquer opção fixa porque é composto por pilares transmucosos e escolha de material (híbrido composto por desenho assistido por computador e barra de titânio fabricada por computador, acrílico e dentes protéticos minimamente modificados).

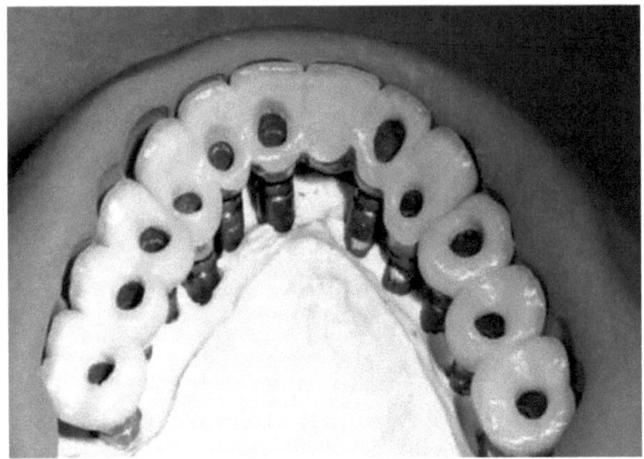

Prótese aparafusada de porcelana fundida em metal abrangendo os dentes n.ºs 3 a 14. Para as opções de porcelana fundida em metal, porcelana fundida em zircónia e zircónia monolítica, a trajetória dos implantes deve estar dentro dos limites do dente protético porque estes materiais demonstram uma excelente resistência à fratura com dimensões mais finas.

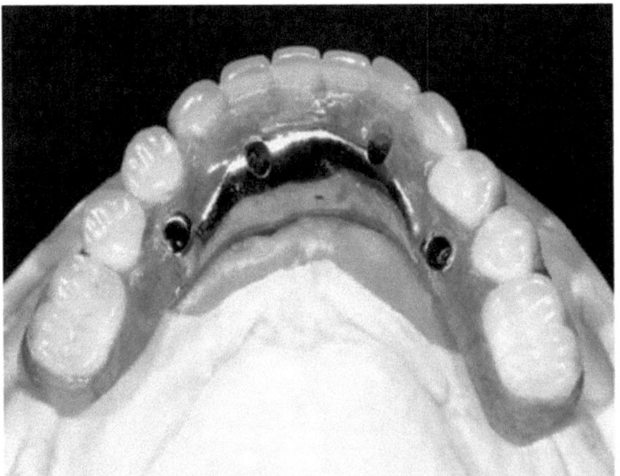

Prótese híbrida aparafusada abrangendo os dentes 19 a 30. Para as construções híbridas, os autores recomendam uma alteração ao protocolo cirúrgico tradicional, sugerindo que a trajetória do implante deve ser dentro da base protética e não na posição do dente.

PROTOCOLOS DE PLANEAMENTO DO TRATAMENTO COM IMPLANTES PARA PACIENTES EDÊNTULOS

Num paciente edêntulo, a reabilitação tem dois objectivos principais: restaurar a função oral e a forma facial. A perda da dentição natural implica a reabsorção do rebordo residual que acarreta, por um lado, alterações na relação maxilo-mandibular e, por outro, alterações na musculatura e morfologia facial. O planeamento adequado do tratamento implica o conhecimento da atrofia progressiva de ambos os maxilares, ou seja, a reabsorção óssea e a consequente perda de tecidos moles e duros, pois o tratamento é muito mais complexo nas situações em que é necessário substituir ambos os maxilares.[56]

A avaliação do paciente implica a análise de vários factores: disponibilidade óssea, estado geral da mucosa, preocupações de higiene, custos económicos e factores protéticos específicos, como o perfil de emergência dos dentes artificiais, o grau de reabsorção residual do rebordo, o apoio facial e a linha do sorriso.[57,58]

Existe uma forte convicção de que as próteses fixas-implantares têm melhor aceitação por parte dos pacientes, embora não existam diferenças entre próteses fixas e removíveis quando se estudam as preferências dos pacientes.[3] Em muitos casos, a escolha da restauração baseia-se apenas na disponibilidade óssea e no número de implantes possíveis. Esta abordagem não é adequada, uma vez que a chave reside no grau de atrofia dos tecidos moles e duros. Este será o fator determinante na escolha dos três tipos de prótese sobre implantes que podem ser utilizados. Assim, em pacientes com perda moderada de tecido, a prótese fixa pode ser adequada. À medida que o grau de atrofia aumenta, o paciente torna-se candidato a uma prótese híbrida ou overdenture. Neste contexto, são necessários outros critérios que nos permitam determinar o tipo de prótese que proporciona o melhor resultado funcional e estético para o paciente. Vários protocolos de planeamento têm sido propostos como auxiliares na tomada de decisões terapêuticas. A maioria dos planos é dirigida exclusivamente à reabilitação da maxila e cobre alguns, mas não todos, os factores protéticos necessários para a escolha de uma restauração fixa ou removível.

História, queixa, expectativas .

Deve pedir-se aos doentes que descrevam qualquer tipo de desconforto ou dor associados à utilização de uma prótese total ou parcial. Também podem ser questionados sobre a sua experiência ao dormir enquanto usam próteses, se notam uma sensação de ardor na boca ou se a prótese produz pontos doridos na boca. Relativamente à estética, os doentes devem explicar quaisquer alterações que tenham notado na sua aparência facial e indicar se estão satisfeitos com a sua aparência e se se sentem confiantes quando sorriem. Deve ser encorajado a explicar quaisquer preocupações que tenha sobre sinais de envelhecimento resultantes do uso da sua prótese. As questões funcionais devem abordar as suas experiências ao comer e falar confortavelmente sem dor ou folga da prótese[59,6].

Deve perguntar-se aos doentes como se sentem em relação à utilização de adesivos de próteses e o historial e frequência de qualquer utilização anterior. O doente consegue comer facilmente alimentos secos, como barras de cereais? Alguma vez notou secura na boca ou nos lábios? Os lábios do doente ficam colados?15 Os doentes devem explicar se as dificuldades de mastigação limitam os tipos de alimentos que podem comer, se necessitam de uma preparação especial dos alimentos e se sentem que podem comer os alimentos de que gostam sem a interferência da prótese.

História dentária

O médico deve inquirir sobre o historial dentário do doente relativamente à utilização de próteses, incluindo as razões para a perda de dentes (por exemplo, doença periodontal, função destrutiva, cáries dentárias), há quanto tempo usa próteses, a última vez que as suas próteses actuais foram revestidas ou ajustadas e se utilizou uma prótese parcial removível antes de adquirir uma prótese total [60]

Exames

O clínico deve efetuar exames intra-orais e extra-orais. A condição dos dentes remanescentes, a existência de cáries, a oclusão do paciente (e discrepâncias na oclusão) e qualquer migração dentária devem ser cuidadosamente avaliadas e documentadas. Os pacientes com dentes remanescentes devem ser examinados com base nos achados periodontais e no estado da doença, tanto dos dentes como dos tecidos moles. Os doentes com edentulismo parcial ou total devem ser avaliados quanto às condições gerais e específicas dos tecidos moles. A avaliação fotográfica deve incluir as seguintes vistas:

- Rosto inteiro e lábios repostos com e sem prótese dentária ou prótese parcial
- Sorriso de rosto inteiro com e sem prótese ou prótese parcial
- Lábios retraídos e dentes separados com e sem prótese ou prótese parcial
- Lábios retraídos e dentes juntos: frontal, direita e esquerda
- Face lateral completa
- Sorriso lateral
- Rebordo alveolar intra-oral sem prótese
- Aspectos oclusais e de entalhe sem prótese

• Os componentes estéticos e fonéticos da avaliação do caso devem incluir o ângulo nasolabial, a linha média da face, o plano oclusal, os lábios (suporte, tamanho e dinâmica), a exibição do dente em repouso e ao falar, a linha do sorriso e a zona de transição.21 Para pacientes edêntulos e parcialmente edêntulos, uma placa de base e um aro de mordida podem ser usados para capturar a dimensão vertical da oclusão (ou seja, a relação da mandíbula e da maxila com os dentes na máxima intercuspidação).

- Análise radiográfica

• Os pacientes devem ser avaliados quanto à disponibilidade e quantidade de osso para maximizar a possibilidade de função imediata da prótese.22 A disponibilidade de tecido duro e de tecido mole é o que determina o tipo de prótese definitiva que será colocada. As tomografias computorizadas são utilizadas para planear o tratamento e desenhar o caso, incluindo a possível utilização de um modelo estereolitográfico tridimensional (STL).

• **Planeamento do tratamento**

Os casos de reabilitação com implantes em arcada completa (FAIR) dividem-se em quatro grandes categorias: a maxila total ou parcialmente edêntula e a mandíbula total ou parcialmente edêntula. Cada um destes casos requer uma abordagem perioperatória diferente. Por exemplo, os casos maxilares requerem que se evite cirurgicamente o seio maxilar e que se envolva a parede do seio maxilar, enquanto os casos mandibulares requerem que se evite o forame mental. Em casos parcialmente edêntulos, as medidas são baseadas nos dentes adjacentes;

em casos totalmente edêntulos, são baseadas na dentadura do paciente. Os casos totalmente edêntulos podem ou não exigir a remoção de osso ou uma colheita de sangue para a utilização de terapias de plasma rico em plaquetas, mas os casos parcialmente edêntulos envolverão ambos, bem como enxertos ósseos e a utilização de diferentes brocas de descolagem de alvéolos.

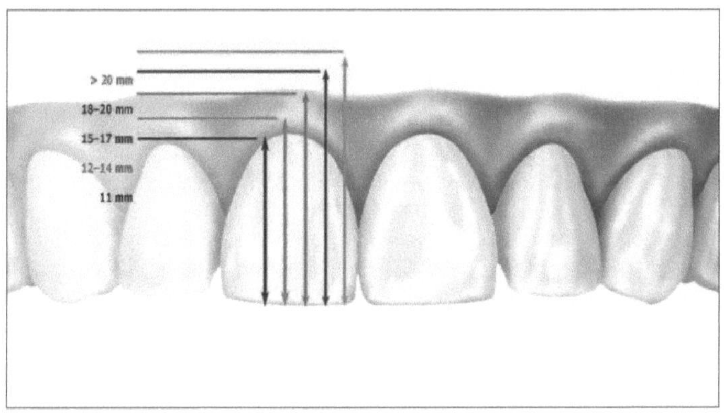

Fixed prosthesis zone: 11 mm

Crown and root fixed prosthesis zone: 12–14 mm
FAIR prosthesis zone: 15–17 mm

Overdenture prosthesis zone: 18–20 mm
Bar overdenture prosthesis zone: > 20 mm

Linha do sorriso e dos lábios

Para pacientes com linhas de sorriso altas, é preferível uma medida de 17 a 18 mm para ocultar a linha de transição da prótese para a gengiva do paciente. Por outro lado, os pacientes com uma linha de sorriso baixa podem necessitar de uma medida de apenas 15 mm. No entanto, uma distância inferior a esta pode comprometer a resistência da prótese. O protocolo de 15 a 17 mm combina uma estética óptima com uma função tecnologicamente sólida, com base no comprimento dos implantes e no tipo de osso em que são colocados.

Avaliar a linha do sorriso e a linha de transição da prótese pode ajudar a estabelecer potenciais considerações estéticas. A linha de transição deve ser apical à linha do sorriso para um resultado estético. Se a linha de transição for coronal à linha do sorriso, o resultado é inestético

A CLASSIFICAÇÃO "ABCD" DOS IMPLANTES[33]

A fase completa do tratamento, desde o diagnóstico pré-cirúrgico até à entrega das próteses finais, envolve várias etapas e a utilização de uma grande variedade de meios de diagnóstico, técnicas cirúrgicas, componentes protéticos e materiais. O clínico enfrenta múltiplos desafios durante todo o processo de reabilitação e os erros em qualquer etapa afectam negativamente o resultado final do tratamento. Todo este processo é moroso e pode ser stressante, especialmente para os principiantes. Os autores delinearam todo o protocolo de tratamento em quatro fases, cada uma das quais apresenta um conjunto diferente de situações clínicas que têm de ser geridas em conformidade. Esta delimitação ajudará a otimizar o fluxo do tratamento.

I. PLANEAMENTO E AVALIAÇÃO DIAGNÓSTICA - envolve decisões tomadas sobre o tipo de prótese com base nas quais o número e a localização dos implantes são finalizados.

II. FASE CIRÚRGICA - as decisões relativas à necessidade de aumento de tecidos moles/duros e de cirurgia à mão livre ou guiada são tomadas em função da avaliação efectuada na fase de planeamento

III. FASE PROVISÓRIA - carga imediata ou retardada dos implantes, com base na estabilidade dos implantes e nos procedimentos cirúrgicos adjuvantes efectuados durante a fase cirúrgica.

IV. FASE FINAL DE RESTAURAÇÃO - alcançar a estética, a fonética e a função ideais para o paciente em causa. Inicie um protocolo de manutenção e recolha para garantir a função da prótese a longo prazo através da deteção precoce e resolução de quaisquer potenciais complicações.

A decisão sobre o tipo de prótese final logo no início do processo de tratamento permite ao clínico desenvolver uma compreensão exacta do tipo, número e localização do implante, do tipo de procedimentos regenerativos necessários para alcançar a colocação ideal do implante e da utilização de um determinado material e técnica de fabrico para a prótese final. Permite também uma melhor comunicação com o laboratório e uma realização realista dos desejos do paciente, tendo em conta as limitações anatómicas, estruturais e estéticas que cada caso pode apresentar. Com o objetivo de simplificar este processo de decisão e permitir a previsibilidade dos resultados finais do tratamento, os autores propõem o sistema de classificação "ABCD" para o planeamento do tratamento em arcadas maxilares e/ou mandibulares completamente edêntulas. Esta classificação do paciente com base em quatro parâmetros ajuda a escolher o desenho da prótese final na fase de planeamento.

A (idade): Temos uma população envelhecida devido ao aumento da esperança de vida, enquanto que, por outro lado, temos um grande grupo de pacientes desdentados mais jovens devido a uma mudança radical nas escolhas de estilo de vida e consequente doença periodontal ou cárie. Certamente, o mesmo plano de tratamento não pode ser aplicado a pacientes jovens e geriátricos. Uma abordagem holística que considere a influência das doenças crónicas e as alterações degenerativas nos tecidos moles e duros é a mais adequada para lidar com as necessidades dentárias de uma população envelhecida. Além disso, a menor tolerância a procedimentos cirúrgicos extensos, a incerteza quanto ao acesso aos cuidados a longo prazo e a capacidade de manter uma higiene satisfatória durante a fase de manutenção são áreas de preocupação. Pode ser prudente conceber uma sobredentadura de implante relativamente simples ou uma prótese de implante fixa em pacientes geriátricos e clinicamente comprometidos, planeando a colocação de implantes no osso disponível em vez de procedimentos cirúrgicos regenerativos extensos que podem aumentar a morbilidade. Pelo contrário, no grupo etário mais jovem de pacientes edêntulos, que apresentam um suporte ósseo comprometido, é necessário envidar todos os esforços no sentido de adotar estratégias regenerativas para permitir posições de implantes orientadas protéticamente. Os autores apresentaram quatro classes baseadas na idade do paciente

A1- Jovens desdentados (<50 anos)
A2- Desdentados intermédios (50-65 anos)
A3- Desdentados antigos (65-75 anos)
A4- Geriátrico edêntulo (>75 anos)

As questões a abordar nos dois extremos opostos do espetro são a longevidade para o grupo etário mais jovem e a simplicidade de tratamento para o doente geriátrico. Sem uma abordagem individualizada, os pacientes jovens podem acabar por ser tratados com um menor número de implantes e os geriátricos com estratégias regenerativas mais complexas. Ter consciência do fator idade pode orientar o médico na escolha da opção mais adequada.

B (osso): Os autores integraram a classificação bedrossiana das zonas ósseas e modificaram-na. Embora este parâmetro esteja centrado na maxila, mais complexa, o conceito pode ser alargado também à arcada mandibular. A ausência de osso na região posterior da mandíbula indicará a realização de procedimentos regenerativos, caso se pretenda colocar implantes axiais conventuais, ou a utilização de implantes inclinados na região inter-foraminal. Em situações de perda considerável de osso nas regiões anterior e posterior da mandíbula, pode ser realizada uma abordagem subperiosteal ou transosteal se a idade e a condição sistémica do paciente impedirem cirurgias regenerativas extensas

A classificação das zonas ósseas com base na disponibilidade óssea em cada zona é a seguinte

B1 = Todas as zonas

B2 = Apenas incisivos e bicúspides

B3 = Incisivos e zigoma

B4 = Apenas o zigoma (quadrilátero)

Assim, quando existe osso disponível em todas as zonas (B1), podem ser colocados 6 a 8 implantes axiais para minimizar os cantilevers. Na categoria B2, podem ser considerados dois ou quatro implantes axiais na região incisiva e dois implantes inclinados na zona bicúspide. Para B3, a gestão da zona incisiva pode permanecer a mesma com dois implantes inclinados no zigoma. Na categoria B4, pode optar por um zigoma quádruplo.

C (apresentação estética): As posições estáticas e dinâmicas do lábio superior e a sua tonicidade são determinantes muito importantes no processo de decisão sobre o tipo de prótese e a estética resultante. Os autores adoptaram a análise da linha do sorriso de Tjan et al. para categorizar o parâmetro da apresentação estética no protocolo ABCD. Salientam o fabrico de uma prótese total provisória para antecipar a posição dos dentes anteriores, a sua visibilidade, a inclinação em relação ao rebordo residual, a estética e a fonética que se pretende obter na prótese final.

C1 = Linha labial baixa (menos de 75% dos dentes anteriores)

C2 = Linha labial média (75%-100% dos dentes anteriores e gengiva interproximal)

C3 = Linha labial alta (dentes anteriores completos e faixa contínua de gengiva)

A mobilidade máxima do lábio que o paciente consegue obter determinará se a linha de transição entre a futura prótese e o rebordo residual será visível. Em caso afirmativo, deve efetuar uma crestotomia durante a cirurgia para ocultar a linha de transição atrás do envelope do lábio superior. Quando a prótese está em plena exibição durante o sorriso, a junção entre o rosa e o branco da prótese deve ser gerida de forma adequada para proporcionar um bom resultado estético. Em casos de linha labial baixa, estes factores não terão grande importância e, por conseguinte, a redução óssea global pode ser mantida a um nível mínimo, suficiente para criar um bom leito de tecido mole para alojar o entalhe da prótese. Se o rebordo for visível ao sorrir e o espaço inter-arcos for menor, pode ser utilizada uma prótese de perfil metalo-cerâmico e a visibilidade da gengiva dar-lhe-á um aspeto mais natural. No entanto, se o espaço inter-arcos for maior devido a uma atrofia avançada, o lábio pode necessitar de apoio da prótese. Nestes casos, uma sobredentadura pode ser o desenho de eleição em vez de uma prótese fixa. Esta decisão dependerá de outros factores mencionados na classificação anterior, tais como a idade do paciente, a disponibilidade de osso - o que determinará o número e a posição dos implantes. Independentemente do grau de reabsorção do rebordo, à semelhança do fabrico tradicional de próteses completas, a posição do bordo incisal dos incisivos superiores é determinada pela estética, fonética e dinâmica labial. A forma mais previsível de finalizar o comprimento dos incisivos superiores é seguir o conceito de localização do zero cúspide.[15] Este método permite um julgamento mais exato do comprimento dos incisivos em comparação com os métodos tradicionais que mostram uma grande variação de género.

D (grau de reabsorção): O sucesso técnico dos materiais protéticos depende de determinados requisitos mínimos de espaço que têm de ser cumpridos. Se os materiais forem utilizados em secções mais finas, haverá mais falhas devido a fratura. O espaço de restauração disponível é medido a partir da plataforma protética do implante até ao bordo incisal proposto na região anterior e ao plano oclusal na região posterior, e este espaço determinará a seleção da prótese.

D1 = Mínimo (10 - 12 mm)

D2 = Moderado (12-15)

D3 = Moderado(15-18)

D4 = Excessivo (>18)

A escolha do material de restauração final dependerá do espaço disponível. Nos casos de reabsorção mínima (D1), apenas as coroas anatómicas dos dentes naturais em falta serão substituídas. Para as classes D2 e D3, parece que também deve substituir uma parte do alvéolo reabsorvido. Nestes casos, como o grau de reabsorção aumentou, a utilização de cerâmica rosa torna-se importante se o paciente tiver uma linha labial alta. As opções de restauração fixa seriam uma prótese PFM/zircónia monolítica/zircónia estratificada que poderia ser aparafusada/cimentada com base na localização das aberturas de acesso ao parafuso. Nos casos D3, pode ser utilizada uma prótese híbrida com dentes de resina ou uma ponte combinada (estrutura aparafusada com coroas cimentadas). A escolha geral depende dos aspectos económicos, bem como da posição dos orifícios de acesso ao implante. Uma vez que o espaço inter-arcos é restrito, devem ser evitadas as sobredentaduras para a classe D1. Nos casos D2, é preferível o acessório Locator. À medida que o grau de reabsorção aumenta (D3), a utilização de desenhos tradicionais de PFM torna a prótese demasiado pesada e, por vezes, difícil de produzir. As próteses removíveis podem ser concebidas com um encaixe Ball & Socket ou um encaixe Locator. Um encaixe de barra fresado de baixo perfil é uma possibilidade, no entanto, a escolha deve ser feita com cautela.

Nos casos D4, o grau de reabsorção avançou para níveis tão elevados que a utilização de qualquer forma de prótese fixa tornará o desenho biomecanicamente desfavorável. A opção de restauração preferida é uma sobredentadura com diferentes encaixes.

A classificação ABCD utiliza os quatro parâmetros vitais de idade, volume ósseo, apresentação estética e grau de reabsorção para criar um algoritmo que satisfaça as necessidades de tratamento de cada paciente.

OPÇÕES DE PRÓTESES SOBRE IMPLANTES

As opções protéticas em implantologia foram classificadas por Misch (1989) da seguinte forma FP - Prótese Fixa, RP - Prótese Removível)

1. FP-1.

2. FP-2.

3. FP-3.

4. RP-4.

5. RP-5.

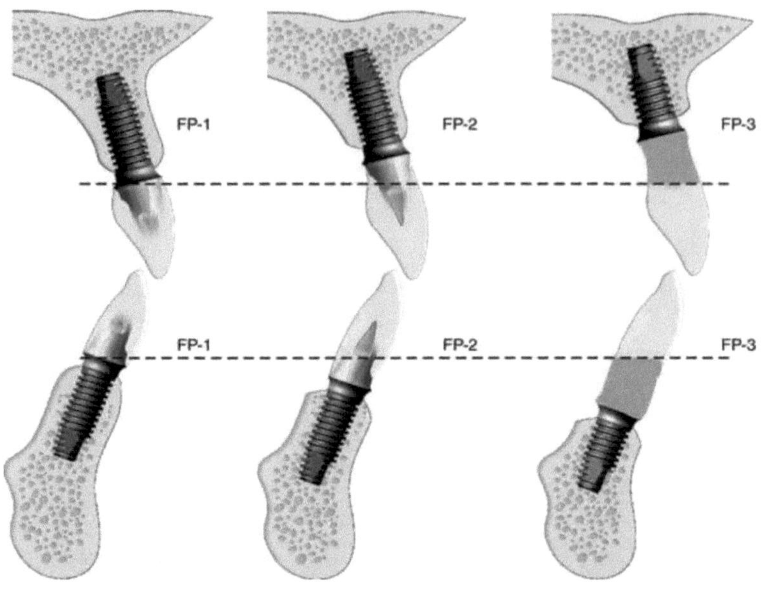
FP-1
FP-2
FP-3
FP-1
FP-2
FP-3

Classificação das opções protéticas de implantes: FP-1, FP-2, FP-3

Classificação das opções protéticas de implantes: RP-4, RP-5

1. **FP-1**

Trata-se de uma prótese fixa.

Substitui apenas a parte da coroa.

Este tipo de prótese é utilizado quando há uma perda mínima de tecido mole e duro. A prótese tem o aspeto de um dente natural.

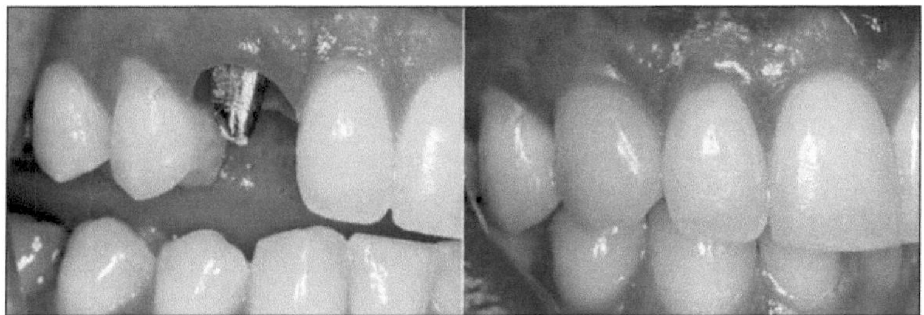

FP-1

FP-2

Trata-se de uma prótese fixa.

Substitui a coroa e uma parte da raiz.

O contorno da coroa parece normal na metade incisal ou oclusal, mas é alongado na metade gengival.

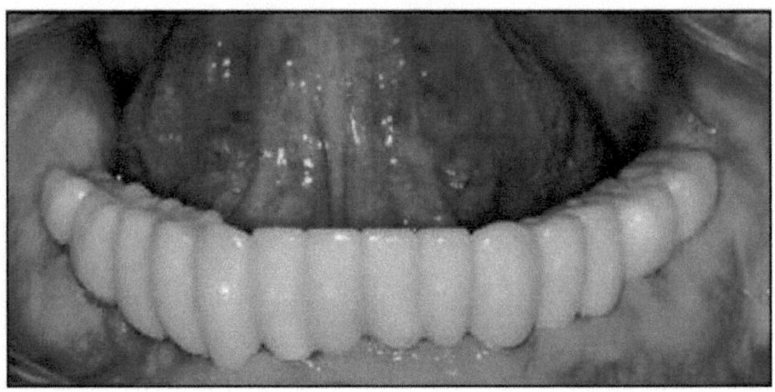

FP-2

FP-3

Trata-se de uma prótese híbrida de tipo fixo mas amovível. A sua substitui os dentes e uma parte dos tecidos moles.

Esta prótese utiliza mais frequentemente dentes de acrílico de dentadura e material que imita a gengiva

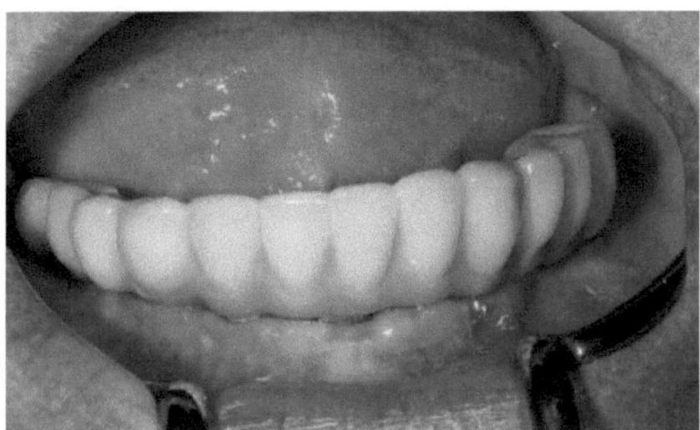

FP-3

RP-4

É um tipo de prótese removível do tipo overdenture que é completamente suportada por implantes.

Normalmente, são necessários 4-5 implantes na mandíbula e 6-8 implantes na maxila para este tipo de prótese.

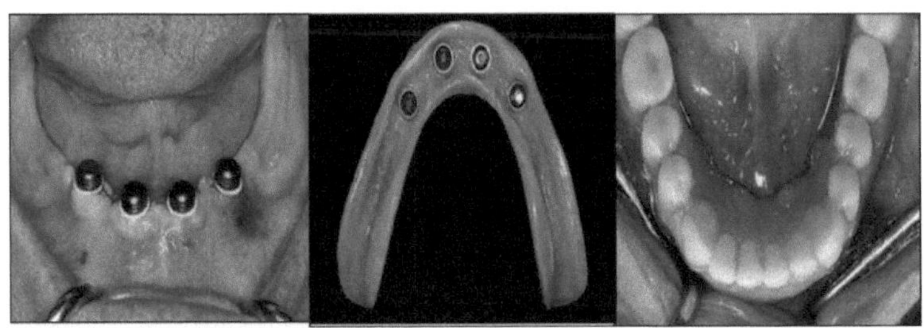

É um tipo de prótese removível do tipo overdenture que é completamente suportada por implantesanteriormente e tecido mole posteriormente.

Normalmente, são necessários 1-3 implantes na mandíbula e 2-4 implantes na maxila para este tipo de prótese.

A prótese não é totalmente rígida e apresenta movimentos consoante o número e o tipo de fixações.

RP-5

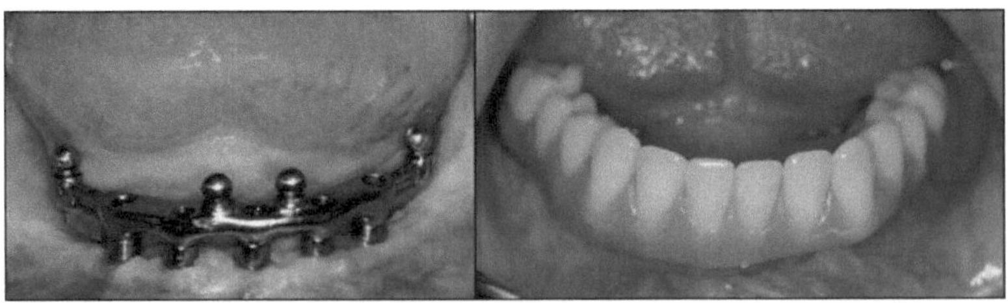

CLASSIFICAÇÃO DOS MATERIAIS DE RESTAURAÇÃO EM FUNÇÃO DO ESPAÇO INTERARCADAS

O planeamento do tratamento para pacientes totalmente edêntulos baseia-se na situação anatómica, no osso disponível para a colocação de implantes, na relação do rebordo, no suporte labial, na linha do sorriso, na destreza manual, nos desejos do paciente e na economia. Existe uma grande variedade de opções protéticas, desde overdentures removíveis a próteses fixas que podem ser aparafusadas ou cimentadas em pilares pré-fabricados/personalizados. Vários artigos sugerem directrizes com o objetivo de simplificar o processo de tomada de decisão.[13,24,65,66,67]

Independentemente do grau de reabsorção do rebordo, tal como no fabrico tradicional de próteses completas, a posição do bordo incisal dos incisivos superiores é determinada pela estética, fonética e dinâmica labial. Na análise fonética, quando o paciente enuncia os sons F e V, o bordo incisal deve tocar o vermelhão do lábio inferior. Uma vez estabelecida a posição do bordo incisal, é determinado o comprimento dos incisivos centrais. Em média, o comprimento dos incisivos centrais é de 10,5 mm11 ; este valor pode ser superior em doentes idosos que apresentem recessão gengival. A inclinação axial dos incisivos centrais deve proporcionar um suporte adequado para o lábio superior. Uma vez determinados o comprimento e a angulação da coroa, pode avaliar-se a distância entre a margem cervical da coroa do incisivo central e a crista óssea residual. O espaço interarcos disponível ou o espaço de restauração é medido a partir da plataforma protética do implante/crista do rebordo alveolar até ao bordo incisal proposto na região anterior e ao plano oclusal na região posterior, e este espaço determinará a seleção da prótese

Opções de design de restauração de acordo com o espaço interarcadas disponível[68]

A. Espaço interarcos 10-12 mm

Uma prótese concebida para este espaço parece substituir apenas as coroas anatómicas dos dentes naturais em falta. Esta prótese é muito semelhante à maioria das próteses fixas tradicionais.

A opção de restauração fixa para esta categoria seria a prótese de porcelana fundida com metal/zircónia monolítica/zircónia em camadas, que poderia ser aparafusada ou cimentada com base na localização das aberturas de acesso ao parafuso.

Como o espaço interarcos é restrito, a utilização de sobredentaduras nestes doentes deve ser evitada.

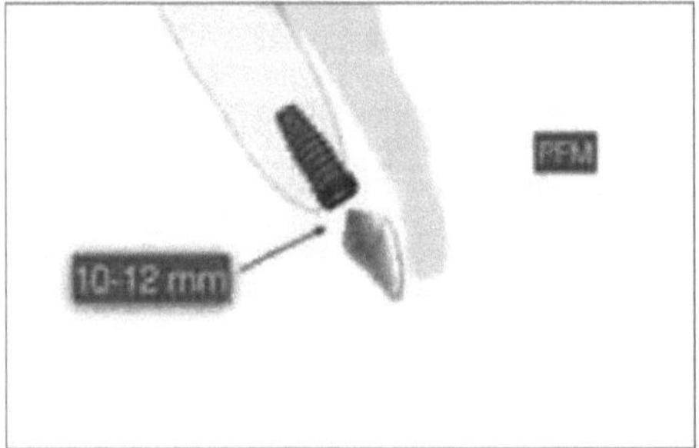

Opção de restauração de eleição quando o espaço interarcadas disponível é de cerca de 10-12 mm

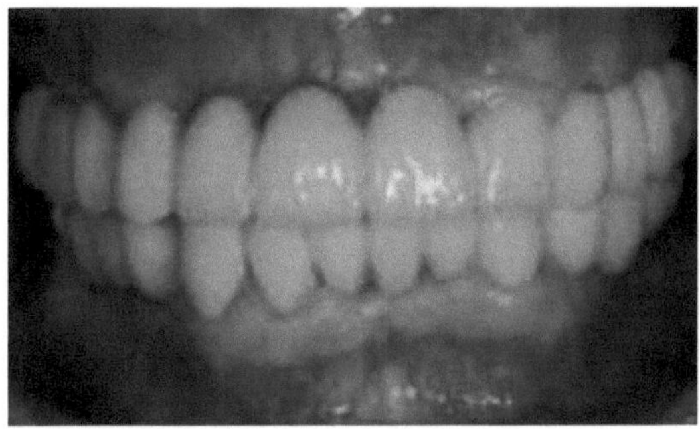

maxilar Próteses de porcelana fundida com metal quando o espaço interarcos é de 10-12 mm

B. Intercalar 12-15 mm

Uma prótese concebida para este espaço parece substituir não só a coroa anatómica do dente, mas também uma parte do tecido mole adjacente.

A opção de restauração fixa para esta categoria seria porcelana fundida com metal/zircónia monolítica/zircónia em camadas com cerâmica rosa. Esta prótese pode ser aparafusada ou cimentada com base na localização das aberturas de acesso ao parafuso. Como o grau de reabsorção aumentou, a utilização de cerâmica rosa torna-se importante. A cerâmica rosa pode ser evitada se o paciente tiver uma linha labial muito baixa e não mostrar os tecidos gengivais durante o sorriso.

No caso de ser necessário fornecer uma prótese removível quando o espaço interarcos é de 12-15 mm, a escolha do desenho dos encaixes seria um encaixe do tipo Locator. . Nestes casos, uma vez que a reabsorção óssea não é demasiado grande e a anatomia da crista posterior ainda é bastante boa, é viável uma sobredentadura retida por implantes e suportada por tecidos. Isto permitirá ao clínico fabricar sobredentaduras com 2-3 implantes na mandíbula, enquanto que na maxila esta opção ainda não é viável, uma vez que os implantes têm de ser esplintados na maxila. A esplintagem necessitaria do fabrico de um acessório de barra, o que não seria possível neste espaço interativo limitado.

C. Intercalar 15-18 mm

À medida que o grau de reabsorção aumenta, a utilização de desenhos tradicionais de porcelana fundida com metal tornará a prótese demasiado pesada. Nestes casos, existem três opções de restauração.

a. Prótese híbrida: Estrutura metálica com dentes de resina acrílica/composta.
b. Prótese híbrida com um polímero biocompatível de alto desempenho (Bio HPP) como material de estrutura. Este material demonstrou ter uma elevada resistência ao impacto e os dentes de resina resistentes ao desgaste podem ser colados à estrutura.
c. Ponte combinada (estrutura aparafusada com coroas individuais ou esplintadas)

No caso de ser necessário fornecer próteses removíveis quando o espaço interarcadas é de 15-18 mm, a escolha do desenho dos encaixes seria um encaixe do tipo Ball & Socket ou Locator. Um encaixe de barra de perfil baixo fresado é uma possibilidade aqui; no entanto, a escolha deve ser feita com cuidado, uma vez que alguns desenhos de barra necessitam de uma distância interarcada muito maior.

D. Interarco superior a 18 mm

Nestes casos, o grau de reabsorção avançou para níveis tão elevados que a utilização de qualquer forma de prótese fixa tornará o desenho da prótese biomecanicamente desfavorável e inestético. À medida que a maxila se reabsorve para cima e para dentro, torna-se mais estreita e mais apertada. Vários pacientes com esta condição necessitarão de um rebordo para fornecer suporte labial para fins estéticos. A opção de restauração preferida nesta categoria é a sobredentadura com diferentes encaixes. Nestes casos, uma vez que a reabsorção do rebordo e a consequente

Distância entre arcos (da plataforma do implante/

Crista da crista até ao bordo incisal/plano oclusal da dentição oposta

1	10 mm - 12 mm	*Fixed Option:* a. Porcelain Fused to Metal b. Monolithic/Layered Zirconia *Removable Option* and *Hybrid Prosthesis* contraindicated
2	12 mm - 15 mm	*Fixed Option:* Same as above with the addition of Pink Ceramic to replace lost soft tissues *Removable Option:* Overdenture with Locator or Telescopes Bar Supported Overdenture is contraindicated
3	15 mm - 18 mm	*Fixed Option:* · Hybrid Prostheses (Metal Framework with Acrylic Resin) · Hybrid Prostheses (Bio-HPP Framework with Composite resin Teeth) · Combination Bridge (Screw Retained Milled Framework with Small Units of cement Retained Bridges/ Crowns) *Removable Option:* Overdenture with Ball abutments or Locator or Telescopes Low profile milled Bar Supported Overdenture
4	>18 mm	*Fixed Option* Contraindicated *Removable Option:* Overdenture supported/retained by Milled or Casted Bar attachments or Telescopes.

Os materiais de restauração disponíveis para reabilitação podem ser classificados, em termos gerais, em materiais de estrutura e materiais de revestimento. As estruturas das próteses podem ser feitas de metais nobres/metais de base/titânio/zircónia com base de titânio ou, mais recentemente, de polímeros biocompatíveis de alto desempenho (Bio HPP). Os materiais de revestimento podem ser cerâmica, resina acrílica ou resina composta.

Quando existe uma reabsorção óssea mínima e um espaço interarcos de cerca de 10-12 mm, o espaço é praticamente adequado para uma prótese fixa que substitui a altura da coroa clínica dos dentes. As próteses podem ser aparafusadas ou cimentadas em pilares pré-fabricados/personalizados. Este tipo de plano de tratamento é mais adequado para pacientes em que as extracções tenham sido feitas recentemente e a reabsorção residual do rebordo não tenha avançado para um nível clinicamente significativo. Geralmente, podem não ser necessários enxertos ósseos e a biomecânica das próteses é mais favorável para uma transferência de força favorável ao longo do eixo longo do implante. Nestes casos, a utilização de implantes inclinados é desaconselhada, uma vez que requer um espaço de restauração muito maior (15 mm-18 mm). O recurso a procedimentos como a alveoloplastia para ganhar espaço de restauração, que é prática comum, deve ser feito de forma judiciosa.

Em situações em que a reabsorção tenha progredido ainda mais e exista um espaço interarcos de 1215 mm, seria necessária uma prótese semelhante que substituísse não só a coroa clínica, mas também parte dos tecidos moles, sendo o material de eleição para estas próteses a metalo-cerâmica. A subestrutura metálica pode ser um metal nobre ou um metal de base como o crómio-cobalto. Os metais nobres não são utilizados com frequência devido ao elevado custo de fabrico. A fundição de grandes estruturas de metal de base é frequentemente acompanhada de defeitos devido às suas elevadas temperaturas de solidificação, que aumentam a sua contração no arrefecimento, à sua menor densidade e à sua menor condutividade térmica em comparação com os metais nobres. Com os avanços na tecnologia assistida por computador e na maquinação assistida por computador, é possível fresar as estruturas de metal de base para obter um ajuste preciso e passivo da estrutura. 14 Quando o espaço interarcos é de 12-15 mm, a estrutura metálica será maior para manter a cerâmica sobrejacente numa espessura não superior a 2 mm. Isto é necessário para minimizar a fratura ou lascagem da cerâmica. Uma estrutura metálica de grandes dimensões aumenta o peso das próteses. A fresagem de uma estrutura de titânio permitiria ultrapassar esta lacuna devido à sua leveza. Os tecidos moles podem ser reproduzidos com cerâmica à sombra de tecido para uma estrutura de metal de base e compósito à sombra de tecido para uma estrutura de titânio devido à sua ligação previsível.

À medida que a reabsorção avança, o espaço de restauração disponível que tem de ser contabilizado nas próteses aumenta. Um espaço interarcos de 15-18 mm implicaria um grau considerável de reabsorção do rebordo. Nestas situações, está indicada uma prótese híbrida. As próteses híbridas são essencialmente como próteses fixas sem flanges e têm uma subestrutura metálica que é aparafusada aos implantes. Os dentes da prótese e os substitutos de tecido em acrílico rosa reduzem a força de impacto das cargas oclusais. O lado dos tecidos da prótese híbrida é convexo para facilitar a limpeza. As próteses híbridas têm complicações protéticas que envolvem parafusos para os complexos implante/pilar e pilar/prótese e estruturas de resina dentro da prótese que requerem manutenção.16 Além disso, os acrílicos utilizados nestes desenhos têm o problema inerente de sorção de água e retenção de placa, o que leva a problemas de higiene peri-implantar.

Uma alternativa mais estética e duradoura seria a ponte combinada, que tem uma estrutura de barra de titânio fresada com pilar como suportes aparafusados aos implantes com coroas individuais cimentadas na estrutura. Se uma coroa individual falhar devido a lascagem da porcelana de revestimento, essa coroa pode ser facilmente removida e substituída sem ter de remover toda a prótese. Se o compósito que simula o tecido mole falhar, pode ser reparado intra-oralmente sem remover a prótese. A seleção entre os dois seria baseada na condição da arcada oposta, nos desejos do paciente e na economia. A oclusão deve ser ajustada de modo a ter contactos uniformes de igual intensidade em ambos os lados. A vantagem adicional deste desenho de prótese é que, mesmo que os canais de acesso ao parafuso surjam do aspeto vestibular, podem ser mascarados pela coroa sobrejacente que pode ser cimentada na estrutura com um cimento provisório. A prótese pode ser efectuada ao nível do implante ou ao nível do pilar. O fabrico destas próteses requer impressões extremamente precisas, gabaritos de verificação, registo preciso da mordida e uma prova de contorno completa antes de o processo de fresagem ser iniciado.

Um espaço interarcos superior a 18 mm significa que houve uma reabsorção extensa. Estas situações clínicas necessitam de uma flange para suporte labial para melhorar a estética. Além disso, o componente cantilever vertical e horizontal é excessivo. Nestas situações, é preferível optar por próteses removíveis para uma biomecânica favorável e para fornecer suporte labial. Em doentes com destreza manual limitada, é preferível optar por sobredentaduras em vez de próteses híbridas fixas, uma vez que isto permitiria ao doente limpar a prótese extra-oralmente.

O aumento ósseo tem sido preferido à substituição protética aquando da reabilitação de pacientes edêntulos utilizando próteses implanto-suportadas para reduzir o espaço para a coroa clínica e para melhorar a biomecânica. Os procedimentos de aumento extensivo não são facilmente aceites pelos pacientes devido à elevada morbilidade do procedimento. Assim, nos casos em que o enxerto não é uma opção preferida, como planeamento de contingência ou como escolha, temos de ser capazes de oferecer soluções de restauração óptimas aos nossos pacientes edêntulos. Os autores sugerem a utilização destas directrizes numéricas para fazer uma escolha prudente do material de restauração e do desenho em prótese sobre implantes, o que ajudaria no planeamento do tratamento antes da colocação cirúrgica dos implantes. Recomenda-se que faça primeiro uma prótese de prova para o paciente e aprove os parâmetros estéticos, fonéticos e de dimensão vertical.

A prótese sobre implantes envolve a tomada de decisões sobre o tipo de próteses e materiais durante o planeamento do tratamento antes da colocação do implante. A utilização da distância interarcos disponível é uma orientação clínica fiável para escolher o tipo de material e desenho de restauração com base no espaço mínimo necessário. A utilização desta diretriz e a sua correlação com a dinâmica labial e os requisitos dos pacientes pode conduzir a um plano de tratamento que não só é esteticamente aceitável, mas também funcionalmente viável a longo prazo. Também evitará que o médico se depare com um cenário clínico difícil, em que os implantes foram colocados apenas para descobrir que não existe espaço de restauração suficiente ou demasiado disponível para o tipo de próteses que foi prometido ao paciente. O clínico pode agora utilizar estas directrizes como um indicador pronto para o planeamento do tratamento em implantologia dentária. No caso de serem introduzidos novos desenhos ou materiais no futuro, estes podem ser convenientemente colocados em qualquer uma das categorias acima, com base na quantidade de espaço interarcos de que necessitam.

PASSOS CLÍNICOS PARA O FABRICO DE UMA RESTAURAÇÃO IMPLANTO-SUPORTADA DE ARCO COMPLETO

Os passos clínicos para o fabrico da prótese fixa definitiva começam após a osseointegração dos implantes. Apesar do progresso da tecnologia, há muitas partes do mundo que ainda utilizam restaurações convencionais de cerâmica metálica fundida sobre implantes .69

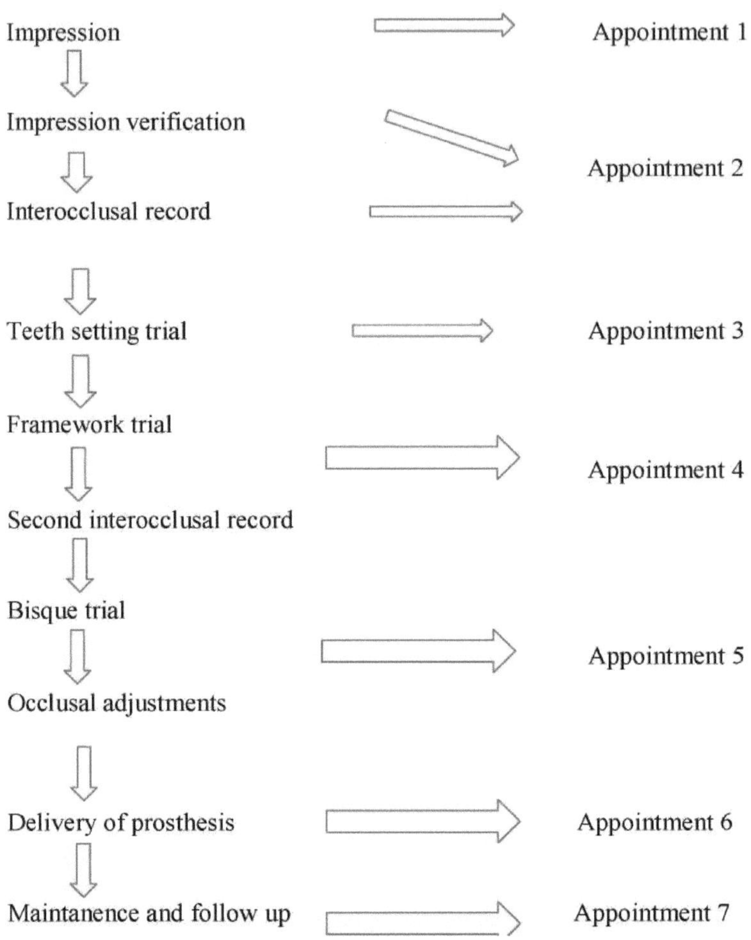
Impression
Appointment 1
Impression verification
Appointment 2
Interocclusal record
Teeth setting trial
Appointment 3
Framework trial
Appointment 4
Second interocclusal record
Bisque trial
Appointment 5
Occlusal adjustments
Delivery of prosthesis
Appointment 6
Maintanence and follow up
Appointment 7

Impressão :

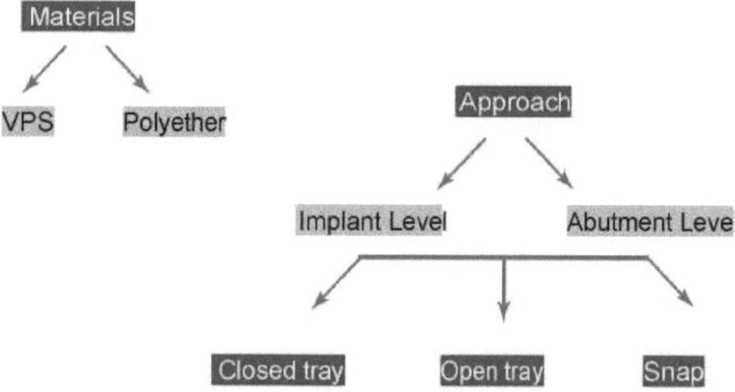

A realização de uma impressão, que representa com precisão as posições tridimensionais exactas dos implantes e os contornos dos tecidos moles circundantes, é o ponto de partida da reabilitação protética de um paciente totalmente desdentado. O procedimento de moldagem é iniciado 2-3 semanas após a descoberta do implante. O paciente necessitará de restaurações provisórias bem feitas para esculpir o tecido antes de iniciar a restauração definitiva. Nos casos de restaurações com carga imediata, é possível iniciar os procedimentos de moldagem removendo a restauração provisória aparafusada. Aproximadamente 3 mm de espessura de tecido mole seria considerado ótimo para conseguir uma boa emergência para as restaurações definitivas. A altura do pilar de cicatrização deve ser tal que se eleve 1 mm acima da altura do tecido mole [1]. No caso do nível do tecido ser mais coronal em relação ao pilar de cicatrização, é prudente substituir o pilar de cicatrização por um mais alto, de modo a condicionar o tecido mole

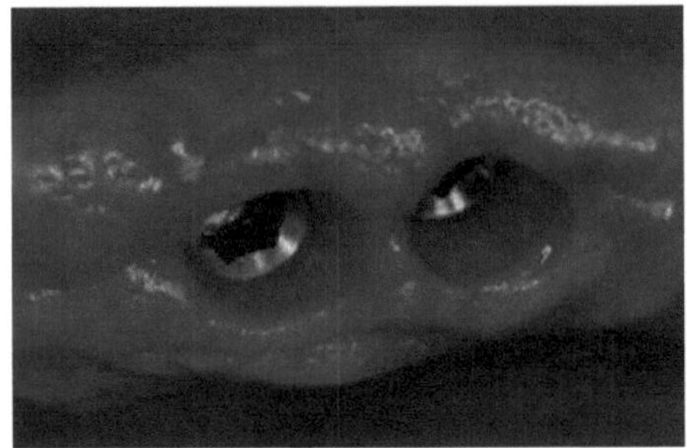
Altura ideal do colarinho para tecidos moles

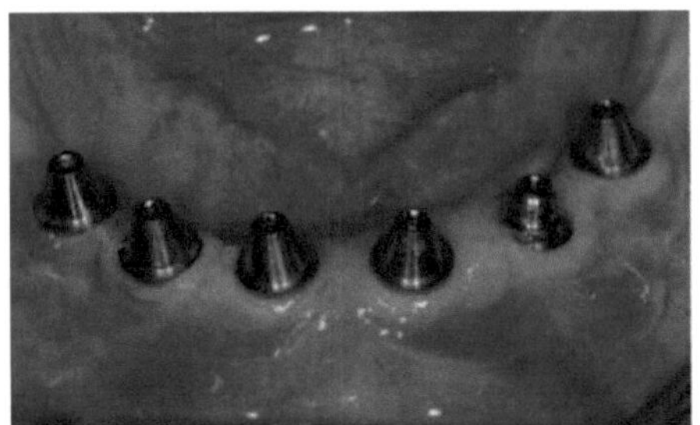
Impressão ao nível do pilar

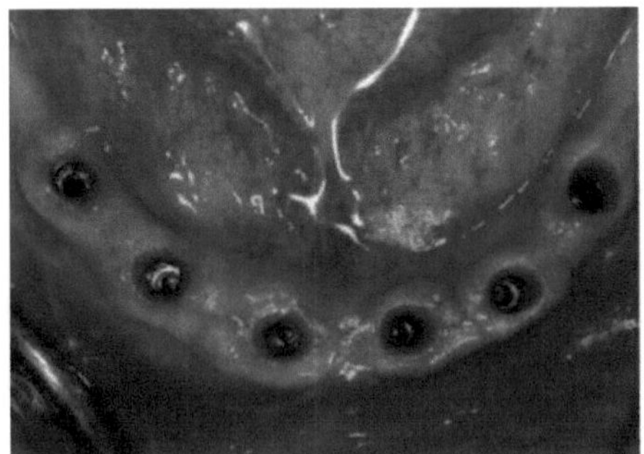
Impressão ao nível do implante

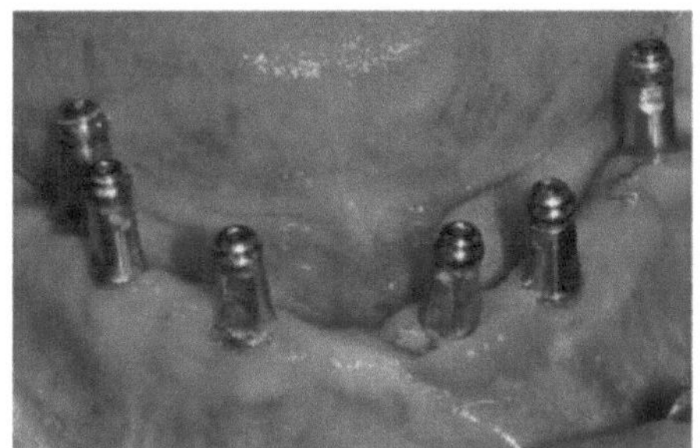
Coifas de impressão de moldeira fechada

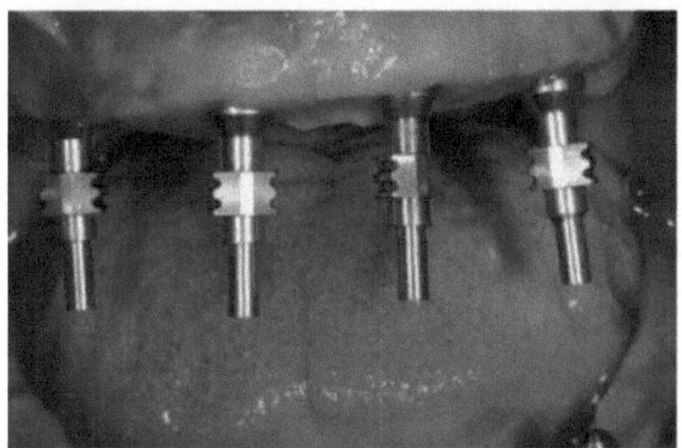
Coifas de impressão de bandeja aberta

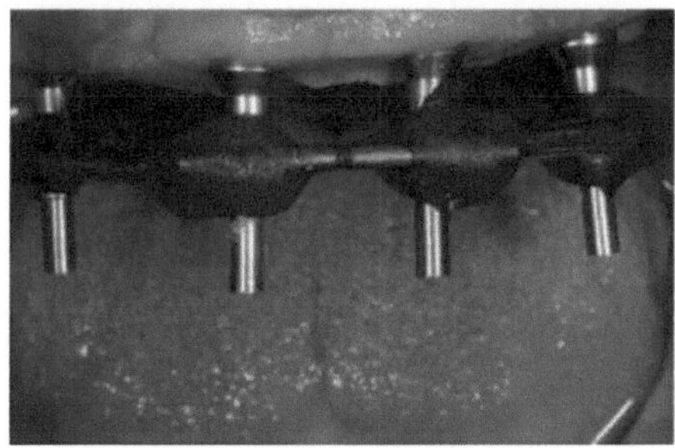
Coifas de tabuleiro abertas e esplintadas

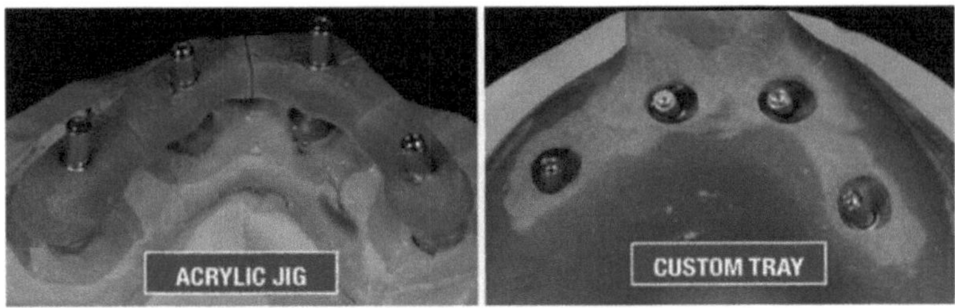

Fabrico de gabarito em acrílico e tabuleiro personalizado

Gabaritos em acrílico ligados à boca e impressão em polivinilsiloxano

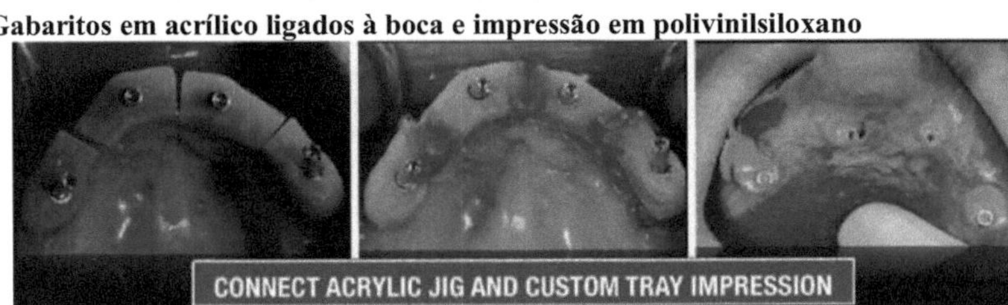

A restauração metalo-cerâmica convencional pode ser fixada aos implantes diretamente ou através da utilização de pilares intermediários. A abordagem ao nível do pilar utiliza um pilar multiunidades que é torcido no implante e todos os passos protéticos seguintes são efectuados sobre os pilares. A abordagem ao nível do implante implica a utilização de componentes que se ligam diretamente à plataforma do implante. A abordagem ao nível do pilar tem a vantagem de facilitar a gestão de todas as etapas protéticas, tais como impressões, relações da mandíbula e provas. Os requisitos de espaço para a restauração podem ditar a abordagem a utilizar pelo médico dentista. Se tiver dificuldades com o espaço de restauração, a abordagem ao nível do implante pode ser mais adequada, uma vez que proporcionará ao médico um espaço adicional de 2-3 mm.

Independentemente da abordagem, os passos protéticos permanecem os mesmos. Apenas os componentes de ambas as abordagens diferem. As técnicas de moldagem para implantes em arcadas edêntulas são semelhantes

A técnica de transferência indireta é adequada para casos de implantes unitários ou múltiplos em que os implantes são colocados paralelamente uns aos outros. A moldeira fechada ou a técnica de transferência indireta é adequada para casos de implantes unitários ou múltiplos, em que os implantes são colocados paralelamente uns aos outros. As moldagens em moldeira aberta são preferíveis nos casos em que os implantes são colocados mais profundamente e têm uma faixa espessa de tecido mole sobre eles ou quando os implantes não estão paralelos entre si

As moldagens da arcada completa para restaurações implanto-suportadas requerem um elevado grau de precisão, sendo preferível a técnica de moldeira aberta ou de recolha direta numa moldeira rígida personalizada. As coifas de impressão para as técnicas de moldeira fechada são do tipo de encaixe, ao passo que as coifas para as técnicas de moldeira aberta para impressões da arcada completa não são de encaixe. Isto é necessário porque as coifas de moldeira fechada de encaixe em colocações de implantes de arcada completa não paralelas não permitem a remoção do material de moldagem sem uma distorção catastrófica, o que pode levar a imprecisões no ajuste das próteses em toda a arcada.

A técnica de moldeira aberta pode ser executada fixando as coifas de moldagem de moldeira aberta sem esplintagem, com as coifas a serem apanhadas diretamente pelo material de moldagem fixo numa moldeira personalizada. A literatura não mostra qualquer diferença significativa entre as técnicas com e sem esplintagem; no entanto, o desvio padrão nas técnicas com esplintagem é muito menor. Os autores apoiam a utilização da técnica esplintada. Várias técnicas têm sido utilizadas para a esplintagem das coifas de impressão, tais como resina autopolimerizável, resinas de cura dupla, gesso, esplintagem com barras de resina pré-fabricadas e esplintagem de coifas com esplints de resina autopolimerizável que são seccionados e reconectados após a presa.

Registos interoclusais

A interoclusal deve ser efectuada sobre uma base rígida que seja aparafusada nos implantes. Uma base apoiada nos tecidos, como as que são feitas para as próteses completas, pode levar a erros devido à compressão dos tecidos moles durante o registo da relação maxilar. Muitas vezes, têm sido fabricados aros oclusais que são diretamente aparafusados aos implantes ou pilares. A realização de registos da relação maxilar utilizando aros deste tipo pode ser muito trabalhosa, uma vez que têm de ser constantemente desaparafusados para fazer ajustes. Os autores propõem um aro de duas peças. A parte primária é rígida e aparafusada aos pilares ou implantes e tem ranhuras de retenção para receber a parte secundária. A peça secundária encaixa diretamente na peça primária. Pode ser necessário utilizar algum adesivo de prótese. A vantagem desta abordagem é que o médico pode fazer ajustes no rebordo de cera sem ter de estar constantemente a desapertar o rebordo. Isto torna-a mais confortável para o doente e mais expedita para o médico. É feito um registo do arco facial para orientar o molde maxilar com precisão no articulador.

Verificação de impressões

Uma verificação do molde mestre antes da fresagem reduzirá as possibilidades de refazer a estrutura da prótese, reduzindo assim substancialmente o stress e os custos do tratamento. É um passo inestimável e não deve ser negligenciado pelo clínico.

O gabarito de verificação que liga todos os implantes é fabricado num molde mestre para verificar a sua exatidão. Este gabarito deve ser feito de um material rígido e que não se flexione. Muitos clínicos têm utilizado gabaritos de resina acrílica. Deve ter em atenção que a resina acrílica é flexível e pode dar ao clínico um resultado falso-positivo. Os autores recomendam o uso de gesso de impressão, que deve ser feito em dimensões apropriadas. Este molde de gesso deve ser fixado com um parafuso. O gesso é um material frágil que se parte em caso de desajuste

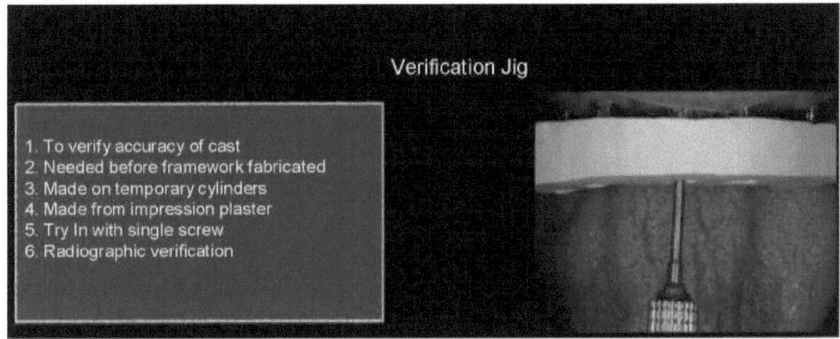

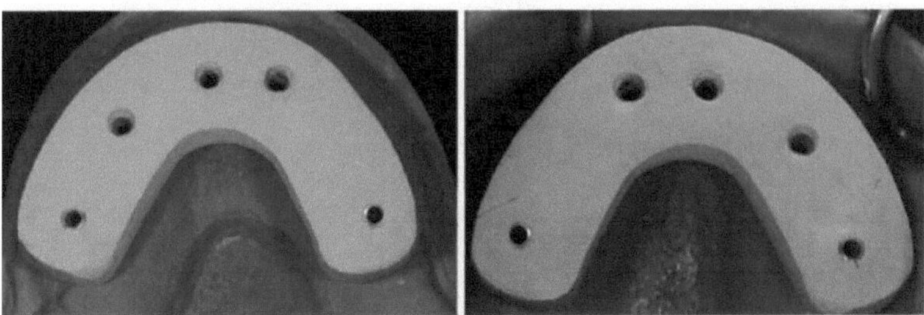

Gabarito de verificação de gesso feito em laboratório e verificado intra-oralmente

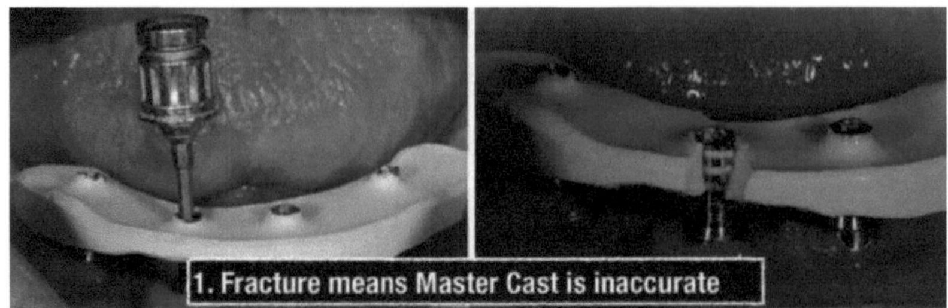

Se o molde de gesso se partir, o molde principal é considerado incorreto

Ensaio-quadro

Muitas vezes, para transferir informações sobre os tecidos moles para o técnico de laboratório, pode ser efectuada uma impressão de recolha com o provisório existente do paciente antes da prova da estrutura. Deve ser efectuado um enceramento de contorno completo com corte controlado

Em casos complexos de arcada completa, é aconselhável efetuar uma prova da estrutura para verificar se a passividade do ajuste foi alcançada. O ajuste passivo da prótese é essencial para reduzir as complicações biomecânicas

Os vários materiais que podem ser utilizados como opções de material de estrutura estão listados no Fluxograma Quando a estrutura é recebida, é primeiro inspeccionada para detetar quaisquer irregularidades na superfície. O corte deve ser avaliado em relação a uma matriz de massa para garantir um corte controlado com espessura uniforme. Mesmo que a estrutura seja fundida, deve utilizar componentes de ajuste maquinados para que o ajuste da restauração ao pilar/implante não seja comprometido. Os pilares de cicatrização ou provisórios fixos são removidos. A estrutura é então colocada para verificar a sua passividade. O parafuso mais distal é apertado completamente em primeiro lugar e é tirada uma radiografia do lado contralateral para verificar se a estrutura está a encaixar bem no implante/pilar desse lado. Se a radiografia ou o teste do parafuso detectarem um desajuste (teste de Sheffield), deve concluir-se que a impressão não foi correcta. Neste caso, com uma estrutura fundida, a estrutura deve ser seccionada, o ajuste verificado radiograficamente, unida na boca com resina padrão e transferida para o laboratório dentário para ser soldada.

No caso de estruturas fresadas, isto pode não ser possível. No caso de estruturas de titânio ou zircónio, poderá ser necessário fresar novamente toda a estrutura após a realização de uma nova impressão.

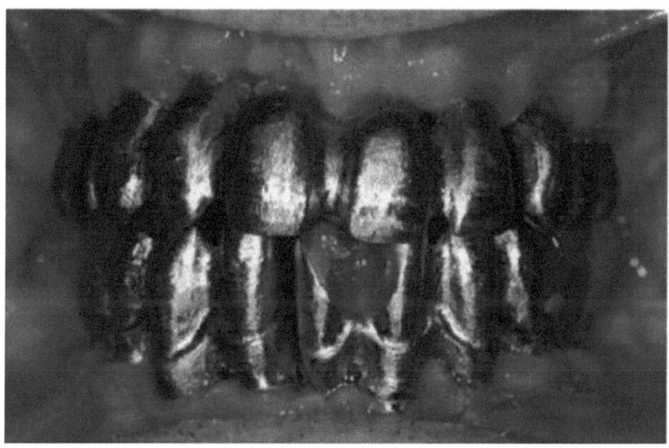

Julgamento-quadro com registo interoclusivo, é necessário um registo rígido

Segundo registo interoclusal

Na altura da prova da estrutura, é aconselhável verificar os registos da relação maxilar fazendo um segundo registo interoclusal. Este é um procedimento clínico difícil, uma vez que a dimensão vertical pode ser inadvertidamente alterada durante o novo registo de mordida, reduzindo assim o espaço que o laboratório deixou para a colocação da cerâmica. Por isso, é melhor fazer este registo com a ajuda de um gabarito anterior que é fabricado no articulador na dimensão vertical de oclusão pretendida e um material de registo posterior rígido. Em alternativa, o laboratório pode produzir a estrutura com batentes oclusais de três metais. Este registo de mordida pode então ser feito com um material de registo de mordida. Os moldes podem ser montados novamente na dimensão vertical exacta para afinar os contactos oclusais.

Prova de Bisque

Todos os aspectos que são verificados na prova de estrutura relativos à adaptação e precisão das próteses têm de ser verificados novamente na fase de biscoito. Além disso, os parâmetros estéticos têm de ser verificados de forma pormenorizada para confirmar a posição dos dentes com a dinâmica dos lábios e a linha do sorriso do paciente.

A oclusão tem de ser verificada para proporcionar a máxima intercuspidação na posição condilar da relação cêntrica pretendida. Devem ser conseguidos contactos uniformes de igual intensidade em ambos os lados e a orientação anterior deve ser eficaz no sentido de proporcionar a margem de manobra e a exclusão posteriores desejadas. A orientação anterior deve estar dentro do envelope de função para respeitar a trajetória de mastigação, evitando assim qualquer interferência

A superfície tecidular das próteses deve então ser avaliada para verificar um contacto tecidular positivo nas áreas edêntulas entre os implantes. Na região anterior do maxilar, a falta deste contacto pode levar à fuga de ar durante a fala, provocando impedimentos em sons específicos da fala. Nesta região das próteses, recomenda-se um colo de crista modificado ou um pôntico ovado. Deve ser produzido um desenho semelhante nas regiões posteriores para evitar o aprisionamento de alimentos por baixo das próteses. Ao aparafusar a prótese sobre os implantes, existe normalmente um certo grau de branqueamento dos tecidos moles. Dentro de certos limites, este branqueamento é desejável e desaparece em poucos minutos. Um branqueamento excessivo durante um período prolongado pode levar à necrose dos tecidos. Numa situação destas, pode ser necessário reduzir a excursão de emergência da restauração à volta do implante.

A superfície inferior das próteses deve ser altamente polida após qualquer ajuste.

Os contactos interoclusais são avaliados e comunicados ao técnico dentário. Os contactos na boca devem ser semelhantes aos dos modelos montados. Poderão ser necessárias pequenas correcções oclusais no laboratório através da adição de cerâmica. Se a oclusão for significativamente diferente, será necessário efetuar um registo oclusal.

Entrega de próteses

Os tecidos moles à volta dos implantes devem ter um aspeto impecável no dia da entrega da prótese. O gel de clorexidina é colocado nos tecidos moles à volta dos implantes.

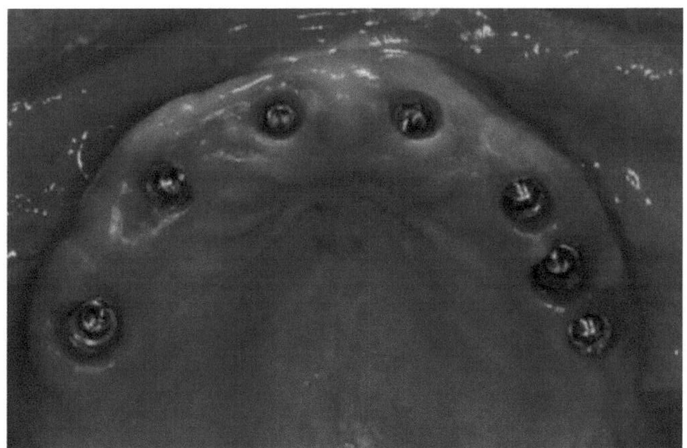

Tecidos moles saudáveis no dia do parto

Restauro definitivo entregue

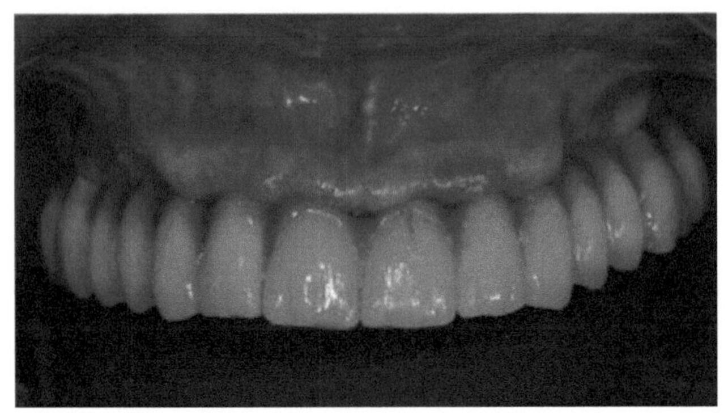

CONCLUSÃO

Existem vários materiais à escolha quando concebe restaurações fixas de arcada completa suportadas por implantes. As escolhas de materiais incluem uma prótese de titânio de resina de acril tradicional a zircónia fresada monolítica. À medida que ocorrem avanços tecnológicos, estão a ser introduzidos nestas terapias novos materiais e processos de fabrico; no entanto, faltam orientações claras sobre o desenho e a seleção de materiais.

Atualmente, existem vários materiais por onde escolher quando se desenham restaurações fixas de arcada completa suportadas por implantes. Infelizmente, quando se olha para a literatura em busca de orientação, não existe uma verdadeira base de provas em termos de um material ideal a utilizar. Não existem provas que demonstrem que um desenho é superior a outro ou que uma combinação de materiais é superior a outra. A maioria dos artigos são relatos de casos, que acompanham um número limitado de pacientes durante um período de tempo limitado e, embora estes relatos nos forneçam informações úteis, não podem ser classificados como verdadeiras provas. A realidade é que a tecnologia CAD/CAM está a evoluir e, quando os clínicos concluíram os estudos sobre um grupo de materiais e os seguiram durante um período de tempo, esses materiais tornam-se obsoletos e ficam disponíveis novos materiais ou desenhos melhorados. Apesar dos avanços tecnológicos, certos princípios permanecem os mesmos.

É evidente que a seleção de materiais para restaurações suportadas por implantes de arcada completa é multifatorial, com uma vasta gama de considerações para o sucesso clínico. O desenho das estruturas, os processos de fabrico utilizados e os parâmetros clínicos são apenas algumas destas considerações e este capítulo tenta fornecer directrizes para ajudar na tomada de decisões relevantes para estas próteses. Embora tenham sido indicados alguns parâmetros básicos, é necessário realizar mais estudos para analisar áreas específicas com mais pormenor, de modo a poder tomar decisões mais previsíveis relativamente a estas terapias.

Referências

1. Petersen PE, Bourgeois D, Ogawa H, Estupinan-Day S, Ndiaye C. The global burden of oral diseases and risks to oral health. Boletim do Órgão Mundial de Saúde. 2005 Sep;83(9):661-9.

2. Felton DA. Edentulismo completo e doenças comórbidas: Uma Atualização. J Prosthodont. 2016;25(1):5-20.

3. Tyrovolas et al prevalência populacional de edentulismo e sua associação com depressão e autoavaliação de saúde Sci Rep. 2016;6:1-9.

4. Misch C. Opções protéticas em implantologia dentária. In: Implantodontia Contemporânea. 3rd ed. Mosby; 2008. p. 43-52.

5. Carl E Misch. Implantologia Contemporânea. 3ª ed. Elsevier; 2008.

6. Bedrossian E, Sullivan RM, Fortin Y, Malo P, Indresano T. Restauração de implantes protéticos fixos da maxila edêntula: um método de avaliação sistemática do pré-tratamento. JOral Maxillofac Surg. 2008;66(1):112-22.

7. Meijer HJ, Raghoebar GM, Van't Hof MA, Geertman ME, Van Oort RP. Overdentures mandibulares retidas por implantes comparadas com próteses completas; um estudo de acompanhamento de 5 anos sobre aspectos clínicos e satisfação do paciente. Clin Oral Implants Res. 1999 Jun;10(3):238-44.

8. van Steenberghe D, Quirynen M, Calberson L, Demanet M. Uma avaliação prospetiva do destino de 697 acessórios intra-orais consecutivos ad modem Branemark na reabilitação do edentulismo. J Head Neck Pathol 1987; 6:53-8.

9. Meriske-Stern R, Steinlin Schaffner T, Marti P, Gerring AH. Aspectos da mucosa peri-implantar de implantes ITI que suportam sobredentaduras. Um estudo longitudinal de cinco anos. Clin Oral Implants Res 1994;5:9-18

10. Jemt T, Chai J, Harnett J, Heath MR, Hutton JE, Johns RB, et al. Um relatório de acompanhamento prospetivo multicêntrico de 5 anos sobre uma sobredentadura suportada por implantes Osseointegrados. Int J Oral Maxillofac Implants 1996;11: 291-8.

11. Naert I, Gizani S, Vuylsteke M, Van Steenberghe D. Um ensaio clínico prospetivo e aleatório de 5 anos sobre a influência de implantes orais com e sem esplintagem na retenção de uma sobredentadura mandibular: aspectos protéticos e satisfação do paciente. J Oral Rehabil 1999;26:195-202.

12. Burns DR. Tratamento de sobredentaduras com implantes mandibulares: consenso e controvérsia. J Prosthodont 2000;9:37-46

13. Jivraj S, Chee WWL, Corrado P Br Dent J. 2006;201(5).

14. Phillips' Science of dental materials (11ª ed).

15. Cawood JI, Howell R. Uma classificação dos maxilares edêntulos. Revista internacional de cirurgia oral e maxilofacial. 1988 Aug 1;17(4):232-6.

16. Zarb GA, Schmitt A. Opções de tratamento protético com implantes para o paciente edêntulo. Jornal de reabilitação oral. 1995 Ago;22(8):661-71.

17. Zitzmann NU, Marinello CP. Plano de tratamento para restaurar a maxila edêntula com restaurações implanto-suportadas: overdenture removível versus desenho de prótese parcial fixa. O Jornal de odontologia protética. 1999 Aug 1;82(2):188-96.

18. AbuJamra NF, Stavridakis MM, Miller RB. Avaliação do espaço interarcos para restaurações de implantes em pacientes edêntulos: uma técnica laboratorial. Journal of Prosthodontics. 2000 Jun;9(2):102-5.

19. Chaimattayompol N, Arbree NS. Avaliar a limitação de espaço no interior de uma prótese completa para a colocação de implantes. The Journal of prosthetic dentistry. 2003 Jan 1;89(1):82-5.

20. Alsiyabi AS, Felton DA, Cooper LF. O papel da seleção do encaixe do pilar na resolução de uma distância interarcos inadequada: um relatório clínico. Jornal de Dentisteria Protética: Implantologia, Estética e Medicina Dentária Reconstrutiva. 2005 Sep;14(3):184-90.

21. Misch CE, Goodacre CJ, Finley JM, Misch CM, Marinbach M, Dabrowsky T, English CE, Kois JC, Cronin Jr RJ. Relatório do painel da conferência de consenso: directrizes do espaço da altura da coroa para a implantologia - parte 1. Implantologia. 2005 Dec 1;14(4):312-21.

22. Ahuja S, Cagna DR. Definição do espaço de restauração disponível para overdentures sobre implantes. The Journal of prosthetic dentistry. 2010 Aug 1;104(2):133-6.

23. Manolea HO, Fronie A, Popescu SM, Opri M, Ciucă E. Abordagens modernas na escolha de materiais para próteses implanto-suportadas. InKey Engineering Materials

2015 (Vol. 638, pp. 243-248). Trans Tech Publications Ltd.

24. Drago C, Howell K. Conceitos para a conceção e fabrico de estruturas de implantes metálicos para próteses de implantes híbridos. Jornal de Prostodontia sobre Implantes Dentários. 2015 Sep 4:152-65.

25. Ahuja S, Cagna DR. Classificação e gestão do espaço restaurador em pacientes edêntulos com sobredentadura de implante. the Journal of prosthetic dentistry. 2011 maio 1;105(5):332-7.

26. Papadimitriou DE, Salari S, Gannam C, Gallucci GO, Friedland B. Classificação implanto-protética do maxilar edêntulo para o planeamento do tratamento com reabilitações fixas. International Journal of Prosthodontics. 2014 Jul 1;27(4).

27. Bhargava A, Sehgal M, Gupta S, Mehra P. Sistema de classificação da seleção do número de implantes e do desenho da superestrutura com base no espaço de restauração vertical disponível e na distância interforaminal para sobredentaduras mandibulares suportadas por implantes. O Jornal da Sociedade Indiana de Dentisteria Protética. 2016 Abr;16(2):131.

28. Lago L, Rilo B, Fernández-Formoso N, DaSilva L. Protocolo de planeamento de reabilitação com implantes para o paciente edêntulo de acordo com o espaço da prótese, suporte labial e linha do sorriso. Journal of Prosthodontics. 2017 Aug;26(6):545-8.

29. Jivraj S, Rawal S. Material considerations for full-arch implant-supported restorations. Soluções sem enxertos para o paciente desdentado. 2018:189-211.

30. Joshi S, Kumar S, Jain S, Aggarwal R, Choudhary S, Reddy NK. Análise de elementos finitos 3D para avaliar o padrão de distribuição de tensões na sobredentadura suportada por implantes mandibulares com diferentes alturas de barra. J. Contemp. Dent. Pract. 2019 Jul 1;20(7):794- 800.

31. Al Farawati F, Nakaparksin P. Qual é o material ideal para próteses sobre implantes? Dental Clinics. 2019 Jul 1;63(3):515-30.

32. Carpentieri J, Greenstein G, Cavallaro J. Hierarquia do espaço de restauração necessário para diferentes tipos de próteses de implantes dentários. O Jornal da Associação Dentária Americana. 2019 Aug 1;150(8):695-706.

33. Tunkiwala A, Kher U, Vaidya NH. Classificação de implantes "ABCD": Uma filosofia abrangente para o planeamento do tratamento em arcadas completamente edêntulas. Jornal de Implantologia Oral. 2020 Abr 1;46(2):93-9.

34. Misch CE. Prótese de Implantes Dentários. Elsevier Ciências da Saúde; 2004

35. Jensen O. Classificação do local para o implante osseointegrado. J Prosthet Dent 1989;61:228-234.

36. Chiapasco M, Casentini P, Zaniboni M. Procedimentos de aumento ósseo em implantologia dentária. Int J Oral Maxillofac Implants 2009; 24(suppl):237-259.

37. Jensen SS, Terheyden H. Procedimentos de aumento ósseo em defeitos localizados no rebordo alveolar: Resultados clínicos com diferentes enxertos ósseos e materiais de substituição óssea. Int J Oral Maxillofac Implants 2009;24(suppl):218-236

38. Al-Shammari KF, Al-Khabbaz AK, Al-Ansari JM, Neiva R, Wang HL. Indicadores de risco de perda de dentes devido a doença periodontal. J Periodontol 2005;76:1910-1918

39. Greenstein G, Cavallaro J Jr. Cantilevers que se estendem de próteses fixas suportadas por implantes unilaterais: Uma revisão da literatura e apresentação de directrizes práticas. J Am Dent Assoc 2010;141:1221-1230.

40. Romanos GE, Gupta B, Eckert SE. Cantilevers distais e dentisteria de implantes. Int J Oral Maxillofac Implants 2012;27:1131-1136.

41. Sorrentino R, Gherlone EF, Calesini G, Zarone F. Efeito da angulação do implante, comprimento da conexão e material de impressão na exatidão dimensional das impressões de implantes: Um estudo comparativo in vitro. Clin Implant Dent Relat Res 2010;12 (suppl 1):63-76.

42. Ata-Ali J, Peñarrocha-Oltra D, Candel-Marti E, Peñarrocha- Diago M. Reabilitação oral com implantes dentários inclinados: Uma meta-análise. Med Oral Patol Oral Cir Bucal 2012;17:582-587

43. Atwood, D. A. : Alguns factores clínicos relacionados com a taxa de reabsorção das cristas residuais. J PR~STHET DENT 13:441, 1962.

44. Atwood, D. A. : A redução das cristas residuais, uma das principais entidades das doenças orais, J. PKOSTHET. DENT. 26: 266-279,1971

45. Danza M, Tortora P, Quaranta A, Perrotti V, Vozza I, Piattelli A. Estudo aleatório para a manutenção da crista óssea durante 1 ano em redor de implantes de diâmetro modificado com diferentes protocolos de carga: uma avaliação radiográfica. Clin Oral Invest 2010; 14: 417-426.

46. Von Wowern N, Stoltze K. Diferenças de sexo e idade na morfologia óssea das mandíbulas. Scand J Dent Res 1978; 86: 478-485.

47. Klemetti E. Resistência do rebordo maxilar ao trauma oclusal. J Prosthet Dent 1995; 73: 250-252.

48. Kribbs PJ, Smith DE, Chesnut CH III. Achados orais na osteoporose. Parte II: relação entre o rebordo residual e a reabsorção óssea alveolar e a osteopenia esquelética generalizada. J Prosthet Dent 1983; 50: 719-724.

49. von Wowern N. Aspectos gerais e orais da osteoporose: uma revisão. Clin Oral Invest 2001; 5: 71-82

50. Mercier P, Lafontant R. Atrofia do rebordo alveolar residual: classificação e influência da morfologia facial. O Jornal de Odontologia Protética. 1979 Jan 1;41(1):90-100.

51. Engel MB, Rosenberg HM, Holm K. Avaliação radiológica do estado do osso na mandíbula e na coluna vertebral num grupo de mulheres. Gerodontologia 1994;

11: 8692.

52. Mercier P, Inoue S. Densidade óssea e minerais séricos em casos de atrofia residual do rebordo alveolar. J Prosthet Dent 1981; 46: 250-255.

53. Kribbs PJ, Chesnut CH III, Ott SM, Kilcoyne RF. Relações entre o osso mandibular e esquelético numa população osteoporótica. J Prosthet Dent 1989; 62: 703-707.

54. Von Wowern N, Kollerup G. Osteoporose sintomática: um fator de risco para a redução do rebordo residual dos maxilares. J Prosthet Dent 1992; 67: 656-659

55. Mercier P, Lafontant R. Atrofia do rebordo alveolar residual: classificação e influência da morfologia facial. O Jornal de Odontologia Protética. 1979 Jan 1;41(1):90-100.

56. Sutton DN, Lewis BRK, Patel M, et al: Alterações na forma facial relativas à atrofia progressiva de maxilares edêntulos. Int J Oral Maxillofac Surg 2004;33:676-682

57. Sadowsky SJ: Considerações de tratamento para overdentures de implantes maxilares: uma revisão sistemática. J Prosthet Dent 2007;97:340-348

58. Domingues Neves F, Mendoncı a G, Fernandes Neto AJ: Análise da influência da linha do lábio e do suporte labial na estética e seleção do desenho de próteses maxilares implanto-suportadas. J Prosthet Dent 2004;91:286-288

59. Sclar AG, Cardenas JD, Von Haussen U. Planeamento e execução de um conceito de tratamento All-on-4 orientado para o diagnóstico. Compend Contin Educ Dent 2015;36:332- 338.

60. Koper A. A entrevista inicial com pacientes de prótese total: A sua estrutura e estratégia. Prosthet Dent 1970;23:590-597.

61. Cagna DR, Massad JJ, Schiesser FJ. A zona neutra revisitada: dos conceitos históricos às aplicações modernas. J Prosthet Dent 2009;101:405-12.

62. Pasciuta M, Grossmann Y, Finger IM.Uma solução protética para restaurar a mandíbula edêntula com espaço inter-arcos limitado utilizando uma sobredentadura suportada por implantes: um relatório clínico. J Prosthet Dent 2005;93:116-20.

63. Wright CR. Avaliação dos factores necessários para desenvolver estabilidade em dentaduras mandibulares. J Prosthet Dent 1966:414-30.

64. McCartney JW, Thompson GA, Goheen KL. Moldes de diagnóstico de massa de silicone para pacientes edêntulos que usam próteses completas. J Prosthet Dent

1994; 71:220-1

65. Karunagaran S, Markose S, Paprocki G, Wicks R. Uma abordagem sistemática ao planeamento definitivo e à conceção de pilares de implantes de unidade única e múltipla. J Prosthodont 2014; 23(8): 639-648.

66. Wicks RA. Uma abordagem sistemática ao planeamento definitivo de próteses de implantes osseointegrados. J Prosthodont 1994; 3:237-242.

67. Zitzmann NU, Marinello CP. Plano de tratamento para restaurar a maxila edêntula com restaurações suportadas por implantes: Sobredentadura removível versus desenho de prótese parcial fixa. J Prosthet Dent 82:188-196

68. Tunkiwala A, Kher U, Bijlani P. Orientações numéricas para a seleção de próteses suportadas por implantes para pacientes completamente desdentados. Quintessência Índia. 2017;1(1):47-54.

69. Kher U, Tunkiwala A, Jivraj S, Reshamvala A. Passos clínicos para o fabrico de uma restauração suportada por implantes de arcada completa: Cerâmica Metálica, Zircónia, Titânio Acrílico. Soluções sem enxerto para o paciente desdentado. 2018:213-41.

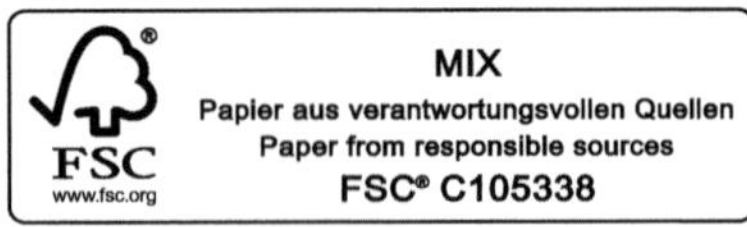

Printed by Books on Demand GmbH, Norderstedt / Germany